80 schnelle Fitnessübungen

80 schnelle Fitnessübungen

Mit persönlichem Fitnessplan

garant

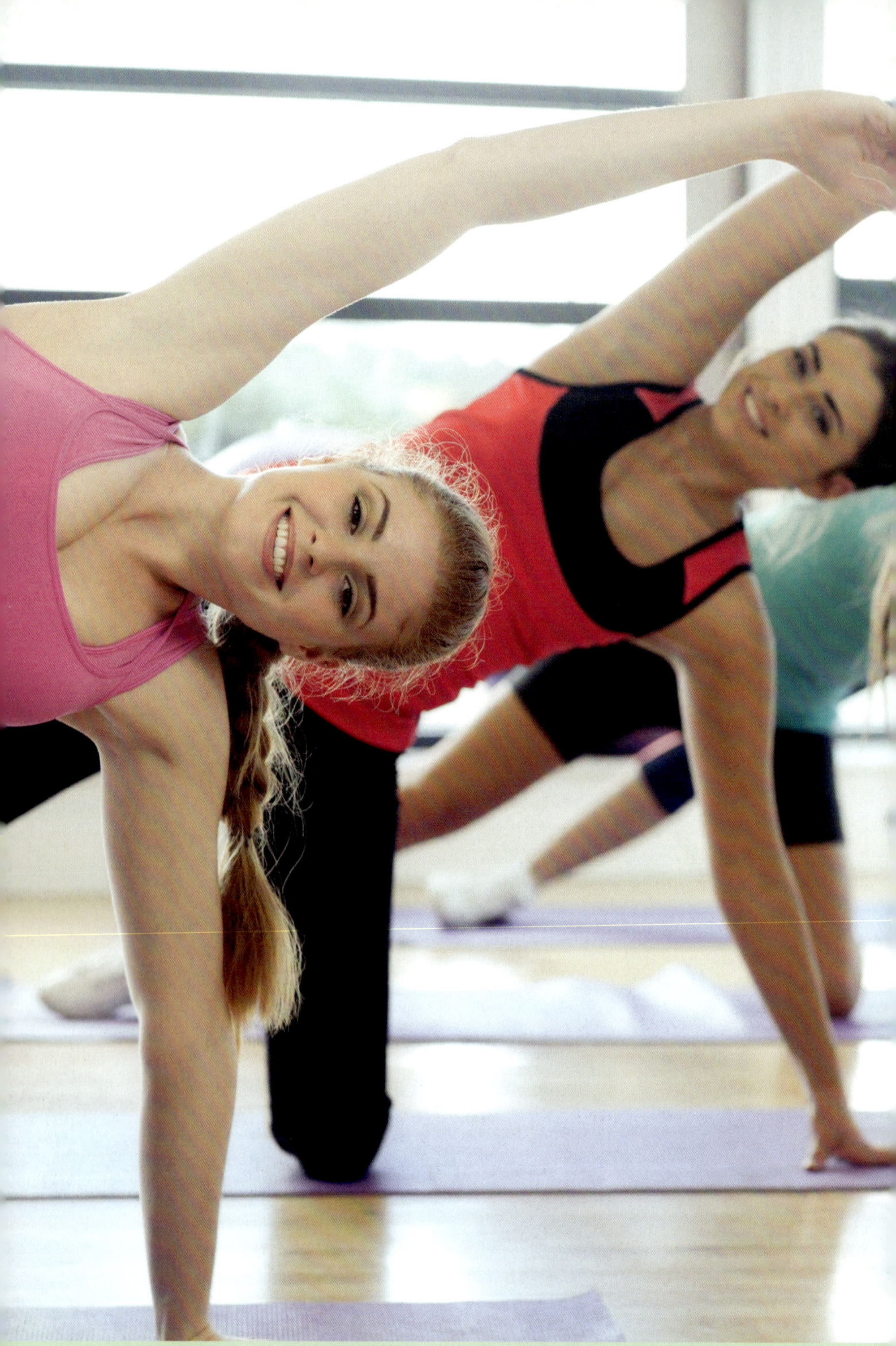

Inhalt

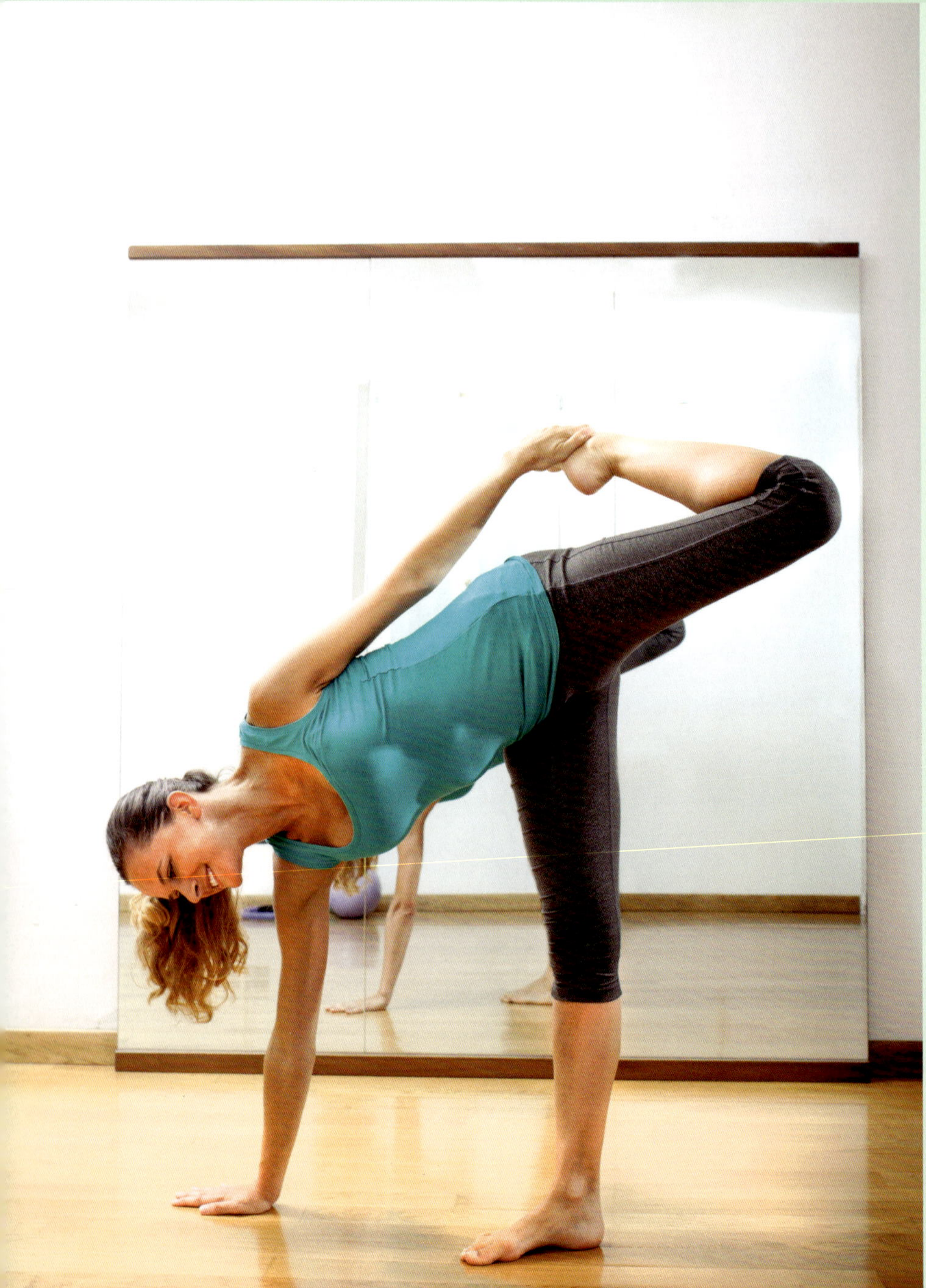

Vorwort

Mehr Bewegung steht auf der Wunschliste vieler Menschen ganz oben. Leider lässt sich dies nicht immer mit dem eigenen Terminplan vereinbaren. So gibt es Tage, an denen Ihnen einfach die Zeit für ein ausgiebiges Bewegungsprogramm fehlt. Ein Großteil der Menschen zählt außerdem eher zu den Bewegungsmuffeln. Ihnen fällt es oft schwer, sich für ein aufwendiges Training zu motivieren. Dabei gibt es eine Vielzahl von Übungen, die schnell und einfach sind und sich in jeden Tagesablauf integrieren lassen. Schon wenige Minuten Training bringen dabei den Stoffwechsel auf Trab und steigern die Fitness. Bewegungsmuffel können kurze Trainingseinheiten als Einstieg zu mehr Bewegung nutzen, geübte Sportler können ihr gewohntes Trainingsprogramm gezielt um kurze Trainingseinheiten ergänzen. Sie trainieren dabei zeitlich flexibel zu Hause, im Büro oder unterwegs, müssen kein Fitnessstudio besuchen und können Ihre Trainingseinheiten immer dann absolvieren, wenn es Ihnen gerade in den Zeitplan passt. Sie brauchen keinen Personaltrainer und zahlen keine Mitgliedsbeiträge für das Fitnessstudio. Sie trainieren entweder ganz bequem ohne Hilfsmittel oder mit erschwinglichen einfachen Geräten wie Gymnastikband oder Kurzhantel. Mit einer ausgewogenen Ernährung in Kombination mit einem gezielten Training können Sie langfristig Gewicht verlieren, Ihren Körper an den richtigen Stellen straffen und insgesamt fitter werden.
Probieren Sie's aus! Es gibt keine Ausreden mehr!

Einleitung

Vielen fällt es schwer, ihr Fitnesstraining in ihren Alltag einzubauen. Doch Sie müssen gar nicht viel Zeit aufwenden, um fitter, leistungsfähiger und gesünder zu werden. Stellen Sie sich einfach ganz nach Ihrem persönlichen Möglichkeiten Ihr persönliches Trainingsprogramm zusammen! Wie Sie dabei richtig trainieren und was Sie beachten müssen, erfahren Sie im Folgenden.

Positive Effekte

Wieder einmal ist Ihnen etwas dazwischengekommen oder Sie können sich nicht so recht zum Sport aufraffen? Keine Sorge, es muss nicht immer stundenlanges Training sein! Auch kurze Trainingseinheiten haben ihren Effekt. So belegte z. B. eine taiwanesische Studie, dass schon 15 Minuten intensive Bewegung täglich ausreicht, um die Lebenserwartung um bis zu drei Jahre zu erhöhen. Jede Form von Bewegung hilft dabei, Fett zu verbrennen und den Problemzonen an Bauch, Beinen und Po zu Leibe zu rücken. Denn wenn Sie insgesamt mehr Energie verbrauchen, als Sie über die Nahrung aufnehmen, verlieren Sie Gewicht. Hier zählen auch kleine Trainingseinheiten. Und auch ansonsten gilt: Lieber kurz trainieren als gar nicht. Denn sich nach einer längeren Trainingspause wieder zum Sport aufzuraffen fällt schwerer, als mit kleinen Einheiten zwischendurch am Ball zu bleiben. So vermeiden Sie auch Trainingsrückschritte durch lange Trainingspausen.

Zielsetzungen von Kurztrainings

Mit den in diesem Buch vorgestellten Übungen sind Sie zeitlich flexibel. Je nach Zielsetzung und Freizeit können Sie sich dabei Trainingseinheiten von unterschiedlicher Länge zusammenstellen. Wenn es beispielsweise

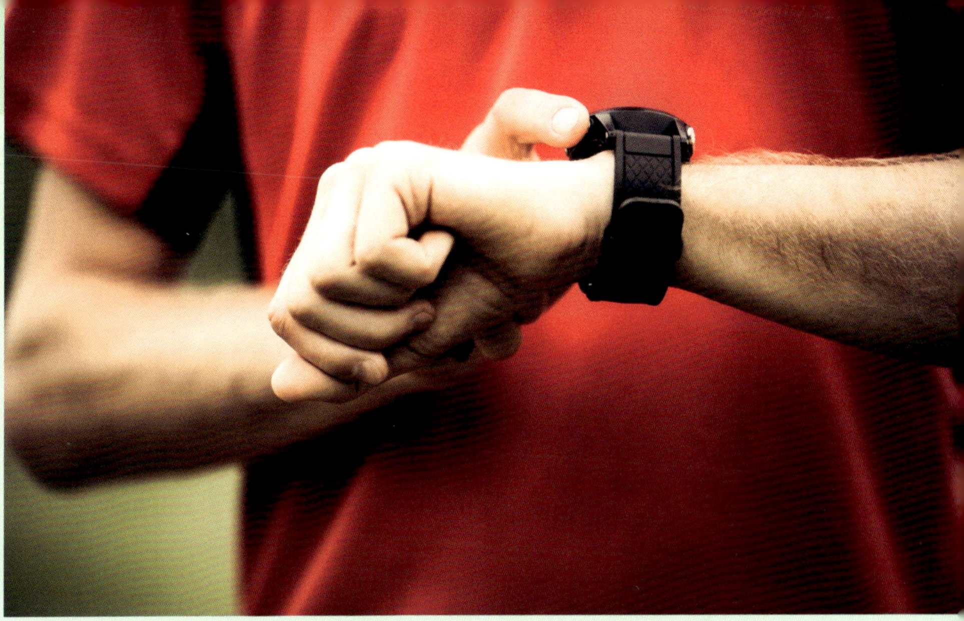

einmal schnell gehen soll oder Sie sich als Einsteiger oder Wiedereinsteiger zu Anfang nicht überlasten wollen, können Sie z. B. auch ein Kurztraining absolvieren. Kurztrainings eignen sich für verschiedene Ansprüche.

- **Einstiegstraining:** Wer sich bisher gar nicht oder nur schwer zum Sport motivieren konnte, erhält durch ein Kurztraining einen guten Einstieg. Wenn man seine Startschwierigkeiten überwunden hat und sich erst einmal die ersten Erfolge bemerkbar machen, fällt es sehr viel leichter, darauf aufbauend mehr Zeit ins Training zu investieren.
- **Ersatztraining:** Haben Sie in Ihrer Freizeit viele Termine? Haben Sie unregelmäßige Arbeitszeiten? Kommen Sie aufgrund häuslicher Verpflichtungen nicht von zu Hause weg oder sind Sie viel unterwegs? Ersetzen Sie Ihr reguläres Training doch einmal durch kurze Trainingseinheiten zu Hause, die Sie spontan in Ihren Zeitplan integrieren können und mit denen Sie örtlich ungebunden sind.
- **Ergänzungstraining:** Gönnen Sie Ihren Muskeln mit einem Kurztraining ein wenig Abwechslung. Vor allem, wenn sich bei Ihrem regulären Training ein Gewöhnungseffekt bemerkbar macht und die Trainings-

erfolge abnehmen, sorgt ein kurzes Training zu Hause für neue Herausforderungen.

Die vier Säulen körperlicher Fitness

Wenn Sie Ihre körperliche Fitness trainieren wollen, sollten Sie Ihre Übungen ausgewogen zusammenstellen. Das Fitnesstraining besteht dabei aus vier Säulen:

Krafttraining

Beim Krafttraining geht es um den Muskelaufbau und um den Ausgleich muskulärer Dysbalancen. Bei letzteren handelt es sich um ein Ungleichgewicht gegenüberliegender Muskelgruppen (z. B. Bauch und Rücken), die durch Vernachlässigung bestimmter Muskelgruppen und haltungsbedingte Fehlbelastungen entstehen. Dabei kann es zu Beschwerden wie z. B. Rückenschmerzen kommen. Durch das Krafttraining unterstützen Sie Ihre Wirbelsäule, Ihre Gelenke sowie den gesamten Bewegungsapparat. Zudem können Sie mit Krafttraining dem schleichenden Muskelabbau entgegenwirken, der ab dem 30. Lebensjahr einsetzt. Ihre Kraft trainieren Sie durch Widerstandstraining. Hierzu können Sie mit dem eigenen Körpergewicht trainieren oder mit Hilfsmitteln wie Kurzhanteln oder Gymnastikbändern.

Ausdauertraining

Die Ausdauer bzw. Belastbarkeit des Herz-Kreislauf-Systems wird durch eine lange, jedoch nicht maximale Trainingsbelastung trainiert. Hierbei werden die großen Muskelgruppen mit ausdauernden Trainingseinheiten ab etwa 12 Minuten in Bewegung gehalten. Die entsprechenden Übungen sprechen vor allem das Herz-Kreislauf-System an. Regelmäßiges Ausdauertraining stärkt Herz, Gefäße und Lunge sowie eine rasche Wiederherstellungsfähigkeit.

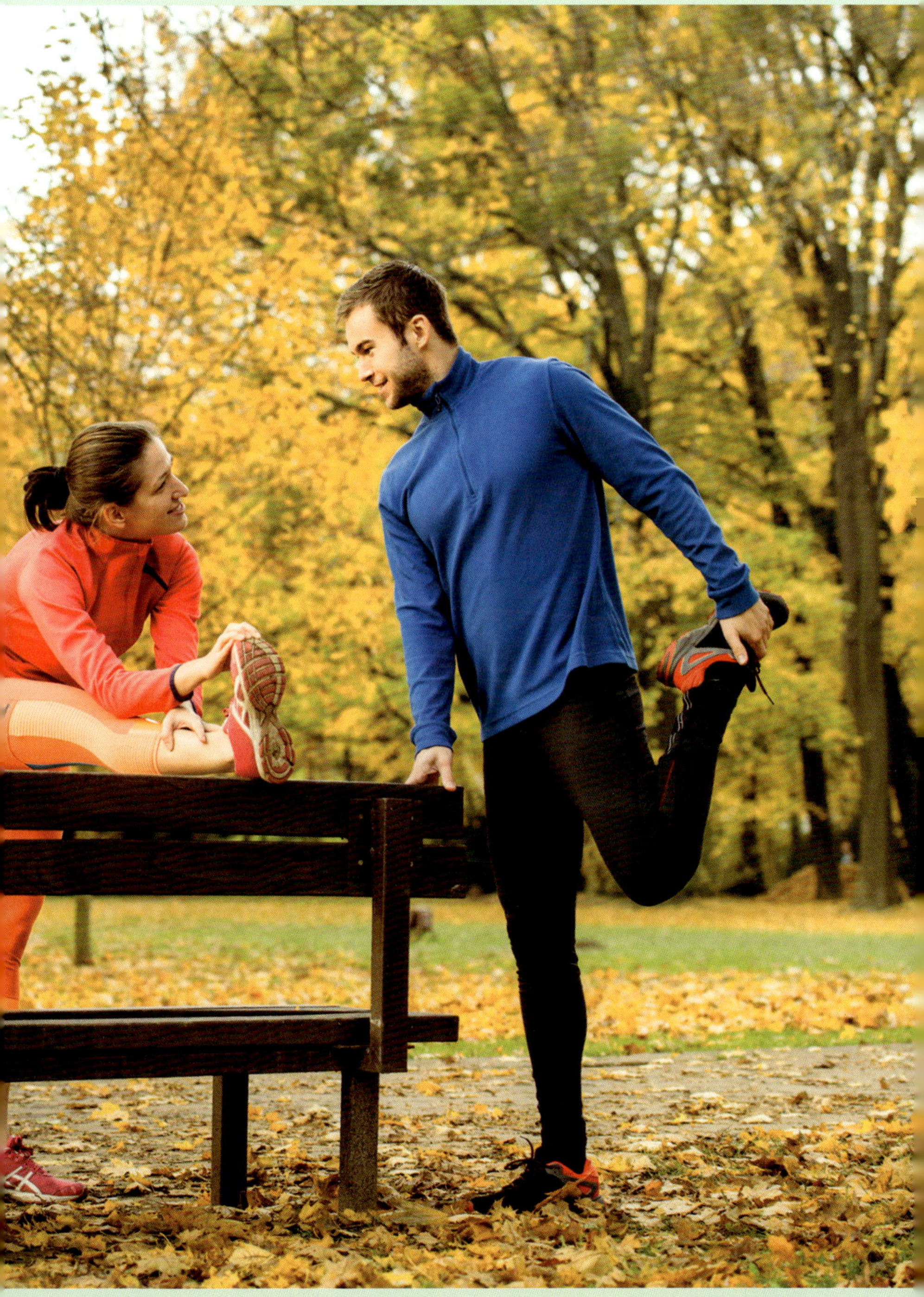

Koordinations- und Gleichgewichtstraining

Koordinationstraining verbessert die Zusammenarbeit von Muskeln und Nerven. Es gewährleistet eine optimale Nutzung von Kraft und Ausdauer. Mit einem regelmäßigen Gleichgewichtstraining können z. B. ältere Menschen auch das Sturzrisiko minimieren. Koordination und Gleichgewichtsgefühl können Sie z. B. mit Yoga-Übungen trainieren.

Beweglichkeitstraining

Beweglichkeit trainiert man durch Dehnung (Stretching). Sie wirkt der Verkürzung bestimmter Muskelgruppen, z. B. durch Bewegungsmangel oder Fehlbelastungen bedingt, entgegen. Beweglichkeit ist die Voraussetzung für andere motorische Fähigkeiten, denn je beweglicher man ist, desto besser kann man Ausdauer, Kraft und Koordination umsetzen. Beweglichkeitstraining ist vor allem in höherem Alter wichtig, da die Beweglichkeit mit dem Alter allmählich nachlässt.

Wie oft und wie lange sollte ich trainieren?

Um Ihre Kraft und Ausdauer zu fördern sollten Sie zwei- bis dreimal wöchentlich 30 Minuten lang trainieren. Aber auch schon 15 Minuten täglich haben einen beachtlichen Effekt. Wichtig ist nur die Regelmäßigkeit. Vermeiden Sie längere Pausen, um Rückschläge zu verhindern. Empfehlenswert ist es, immer zur selben Zeit zu trainieren. Denn Disziplin und Struktur erleichtert das Durchhalten. Wählen Sie die Zeit, in der Sie sich am motiviertesten und fittesten fühlen und die sich am besten in Ihren Tagesablauf einpassen lässt – z. B. morgens nach dem Aufstehen oder abends nach der Arbeit. Frühmorgens vor acht Uhr befindet sich unser Körper in einer Fettverbrennungsphase – ebenfalls eine gute Zeit für Ausdauertraining. Am frühen Abend ist der Körper sehr leistungsbereit. Daher sind die Stunden zwischen 17 und 20 Uhr optimal für Sport, egal ob Sie nun Krafttraining oder Ausdauertraining machen möchten. Nach 21.00 Uhr sollten

Sie jedoch nicht mehr trainieren, da dies Schlafprobleme mit sich bringen kann. Machen Sie die Übungen möglichst nicht mit vollem Magen, sondern warten Sie nach einer größeren Mahlzeit mindestens zwei Stunden. Suchen Sie sich zudem eine Zeit zum Trainieren, in der Sie möglichst ungestört sind und sorgen Sie für Ruhe (z. B. Handy abschalten). Achten Sie auch darauf, mindestens einen Tag Pause zwischen den Trainingseinheiten einzuhalten, damit sich Ihre Muskeln regenerieren können.

Wie trainiere ich richtig?

In Ihrer Trainingsgestaltung sind Sie grundsätzlich relativ frei. Einige Dinge sollten Sie jedoch auf jeden Fall beachten, damit Ihr Training auch den erwünschten Nutzen bringt und nicht vielmehr schadet.

Warm-up

Achten Sie besonders auf ein ausreichendes Warm-up, um einer vorzeitigen Ermüdung der Muskeln und Verletzungen vorzubeugen. Die Dauer richtet sich hierbei nach verschiedenen Faktoren, z. B. der Intensität des Trainings, der Tageszeit oder dem Alter des Trainierenden. So braucht man morgens mehr Zeit, um sich aufzuwärmen als abends, bei einem leichten Training kürzer als bei einem sehr intensiven, ältere Menschen benötigen zum Aufwärmen länger als jüngere und auch bei einer kühlen Außentemperatur sollte man sich länger aufwärmen. Das Aufwärmen

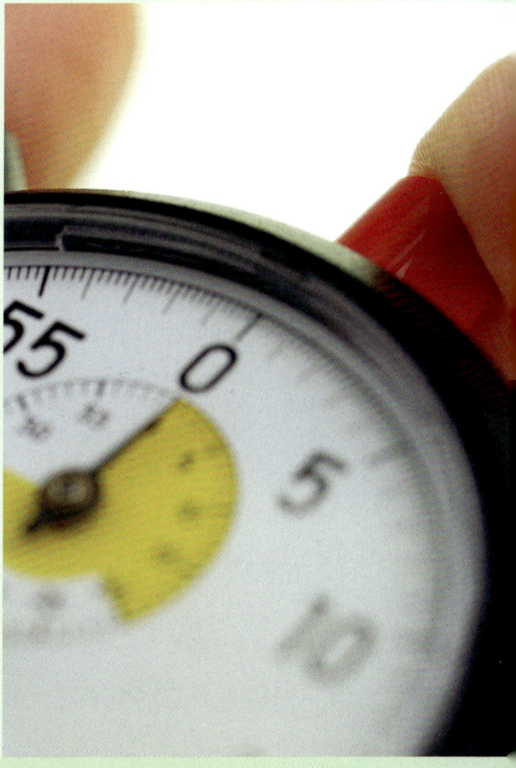

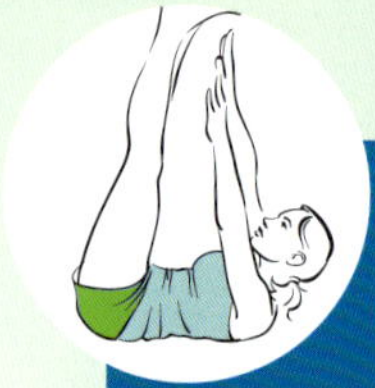

Muskel- und Ausdauertraining kombinieren

Krafttraining eignet sich nicht nur zum Muskelaufbau, sondern auch zum Abnehmen: Muskeln verbrauchen auch in Ruhe noch Energie! Jedes Kilo Muskulatur, das Sie durch Krafttraining aufbauen, verbraucht rund 30 Kilokalorien pro Tag. Aufs Jahr gerechnet bedeutet das: Wenn Sie es schaffen, ungefähr drei bis vier Kilo Muskelmasse aufzubauen, nehmen Sie etwa fünf Kilo an Fett ab. Kombinieren Sie Ihr Muskeltraining immer im abwechselnden Rhythmus mit einem Ausdauertraining, denn erst hierbei erfolgt eine aerobe Energiegewinnung, bei der Fettreserven abgebaut werden, sobald die Kohlenhydratspeicher leer sind.

sollte ca. 10–15 Minuten dauern, bei einem leichten Training reichen auch schon 5 Minuten (z. B. auf der Stelle laufen).

Eigentliches Training

Für ein kurzes, intensives Training stellen Sie sich Ihrem Leistungsniveau und der Ihnen zu Verfügung stehenden Zeit entsprechend am besten einen Zirkel mit mehreren Übungen zusammen, die Sie zügig nacheinander absolvieren. Dies können auch schon vier bis acht Übungen pro Training sein, die dann in mehreren Durchgängen (z. B. drei Durchgänge) nacheinander wiederholt werden. Kombinieren Sie am besten Übungen, die verschiedene Muskelgruppen ansprechen. Zwischen den Übungen sollten nur kurze Pausen (ca. 60–90 Sekunden) liegen, zwischen den einzelnen Durchgängen machen Sie – je nach Leistungsstand

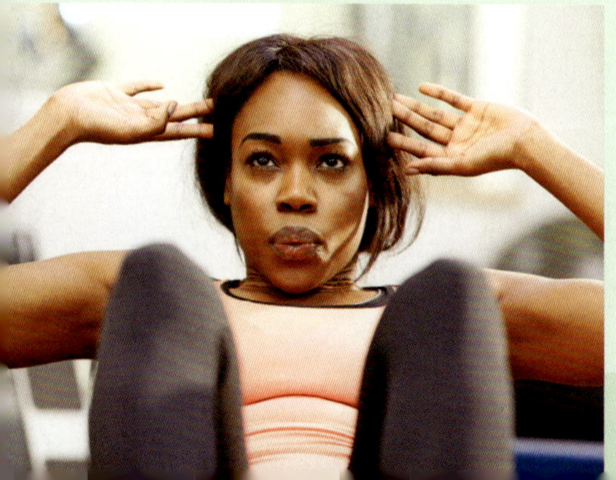

und Trainingsintensität – vier bis acht Minuten Pause. Gestalten Sie die Übungen und die Intervalldauer möglichst so, dass Sie damit eine merkliche Muskelermüdung erreichen.

Cool down

Die letzten Minuten (je nach Trainingsdauer mindestens 5–10 Minuten) sollten stets für leichte Dehn- und Entspannungsübungen reserviert sein. So paradox es klingt: Wegen der Muskelanspannung verlieren die Muskeln beim Training zunächst an Flexibilität. Deshalb müssen sie sofort nach dem Training gedehnt werden, damit sich Ihr Körper nach dem Sport nicht steif anfühlt. Dehnen Sie daher alle Muskelgruppen, die Sie während des Trainings beansprucht haben.

Trainingshinweise

Die folgenden Tipps und Hinweise helfen Ihnen dabei, Ihr Trainingsprogramm sinnvoll zu gestalten:

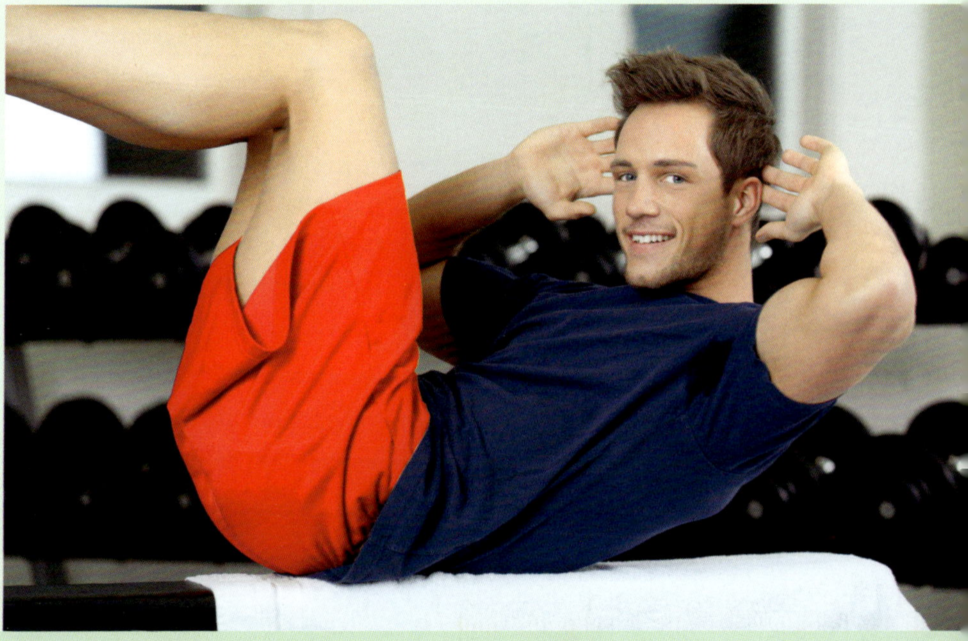

- Beginnen Sie Ihr Training immer langsam und steigern Sie die Intensität allmählich. Hierbei hilft es, sich die Art und Anzahl der Übungen und die Trainingsdauer jeweils zu notieren.
- Wer bei hoher Intensität trainieren möchte, sollte vorab einige Zeit Kraft und Ausdauer stärken. Wer sich hier unsicher ist, sollte zu Anfang mit einem Personaltrainer sprechen.
- Vor allem wer ausreichend trainiert ist, aber nur wenig Zeit zum Üben hat, kann beim Training auch schon einmal an seine Grenzen gehen. Achten Sie jedoch auf jeden Fall darauf, sich nicht zu überfordern.
- Es ist in Ordnung, schon einmal stark ins Schwitzen oder Schnaufen zu kommen – dies sollte jedoch nicht die Regel sein. Ansonsten riskieren Sie Unkonzentriertheit und körperliche Überlastung. Setzen Sie sich also nicht unter Druck und hören Sie auf Ihren Körper.
- Die Übungen sollten stets langsam und kontrolliert ausgeführt werden. Schnelle, rückartige Bewegungen sind zu vermeiden, um keine Zerrungen hervorzurufen.
- Atmen Sie möglichst ruhig und gleichmäßig in den Bauch. Atmen Sie mit der Muskelanspannung aus und mit der Entspannung wieder ein.
- Vermeiden Sie einseitiges Training, damit es nicht zu einem Muskelungleichgewicht kommt.
- Gestalten Sie Ihr Training möglichst abwechslungsreich, indem Sie alle paar Wochen andere Übungen auswählen. So vermeiden Sie, dass sich nach kurzer Zeit Langeweile einstellt.

Richtig dehnen

Regelmäßiges Dehnen der Muskulatur ist wichtig, um Ihre Beweglichkeit zu erhalten. Durch regelmäßiges Stretching bleiben Muskeln, Sehnen und Bindegewebe elastisch und die Gelenke beweglich. Außerdem fördern Sie so Ihre geistige, körperliche und seelische Entspannung. Regelmäßiges Stretching verbessert Ihre Haltung, hilft Ihnen Stress ab- und Ihr Körper-

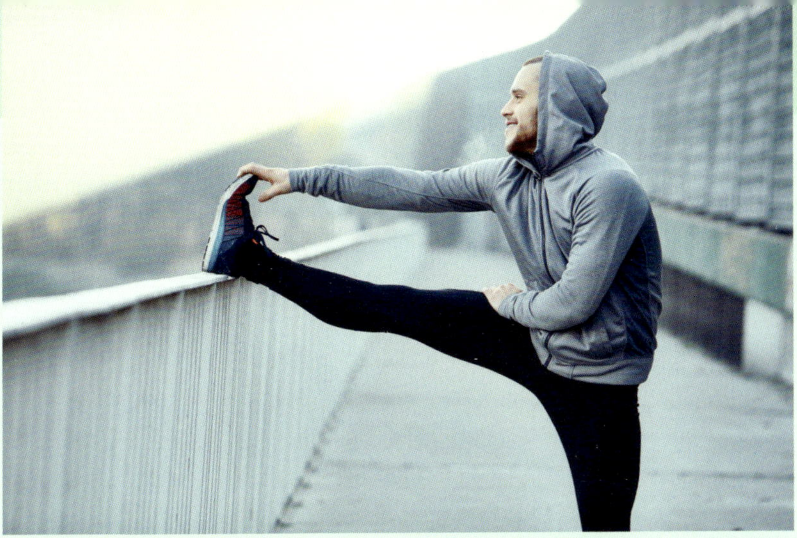

bewusstsein aufzubauen. Außerdem hilft es der Muskulatur beim Regenerieren nach dem Training.
Grundsätzlich handelt es sich beim Stretching um eine Methode, die mit dem „In-die-Länge-ziehen" eines Muskels arbeitet. Einzelne Muskeln oder Muskelgruppen werden hierbei über einen Zeitraum von 20–30 Sekunden anhaltend statisch gedehnt. Statisch bedeutet, dass die Dehnstellung in diesem Zeitraum nicht verändert wird. Federn Sie nicht! Achten Sie generell darauf, dass Sie sich nicht überdehnen oder überreißen. Bauen Sie die Dehnübungen langsam auf. Atmen Sie in die Muskulatur, die gedehnt wird, hinein. Sie sollten bei den Übungen eine leichte Spannung spüren, aber auf keinen Fall sollten Sie die Dehnung als unangenehm oder schmerzhaft empfinden. Idealerweise lassen Sie sich die Übungen von einem erfahrenen Trainer zeigen.

Wann sollte ich nicht trainieren?

Trainieren Sie nicht, wenn Sie krank sind, z. B. bei Infektionen oder Fieber. Wenn Sie unter Schmerzen leiden oder bei einem schlechten Allgemeinzustand sollten Sie ebenfalls auf das Training verzichten. Bei körperlichen Beschwerden, die Sie in Ihrer Bewegungsfreiheit einschränken, wie z. B. Knie- und Rückenproblemen, sollten Sie einen Arzt aufsuchen, bevor Sie mit dem Training beginnen. Dies gilt ebenso bei chronischen Beschwerden, vor allem bei erhöhtem Blutdruck, Arthrose, ständiger Müdigkeit oder Herzrhythmusstörungen. Auch nach einer Krankheit oder Operation sollten Sie sich vorher beraten lassen. Wenn Sie unter leichten körperlichen Beschwerden leiden, sich über ihren Fitnesszustand unsicher sind, ab dem 35. Lebensjahr neu mit dem Training beginnen oder schon mehrere Jahre lang nicht mehr trainiert haben, sollten Sie sich ebenfalls zuvor von einem Arzt untersuchen lassen. Zum Trainieren sollten Sie immer genug Ruhe haben und konzentriert sein. Daher sollten Sie auch nach Alkoholgenuss oder der Einnahme beeinträchtigender Medikamente nicht trainieren.

Kleidung und Ausrüstung

Wählen Sie zum Trainieren bequeme Sportbekleidung, z. B. eine Sporthose und ein T-Shirt. Ihre Kleidung sollte gut sitzen und Sie nicht einengen. Turnschuhe sorgen für einen festen Stand. Für Übungen im Liegen empfiehlt sich eine Sportmatte oder eine gefaltete Decke, die für eine be-

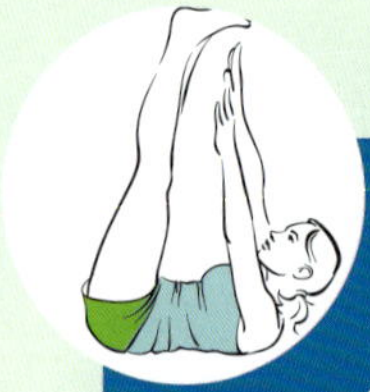

Nur 15 Minuten Zeit?

Beginnen Sie mit einem fünfminütigen Warm-up, machen Sie dann etwa achtmal je 20 Sekunden Power-Übungen wie z. B. Hampelmann, Squats, Curl-ups, vorgebeugtes Rudern oder Mountain Climbers und führen Sie zum Schluss etwa fünf Minuten Stretching- und Entspannungsübungen aus. Sie können die Trainingseinheiten auch teilen und an einem Tag Kraftübungen machen, während Sie am nächsten Koordination und Beweglichkeit oder Herz und Kreislauf trainieren. So schaffen Sie Abwechslung. Achten Sie dabei jedoch auf die zu Ihrem Niveau passende Intensität!

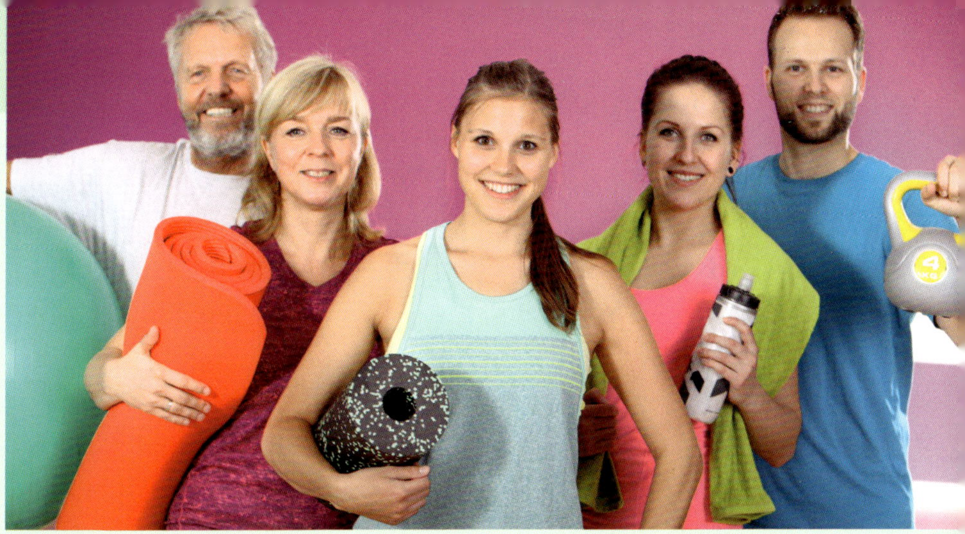

queme Liegeposition sorgt. Beim Training kommen Sie leicht ins Schwitzen. Halten Sie daher für Pausen und nach dem Training ein Handtuch und etwas zum Trinken (nicht zu kalt) bereit, z. B. Wasser oder eine Saftschorle (Verhältnis 1:1).

Nützliche Hilfsmittel

Viele Übungen lassen sich mithilfe von Kleingeräten variieren oder intensivieren. So gibt es z. B. Kurzhanteln und Gymnastikbänder, die sich dem individuellen Trainingsstand anpassen lassen.

Gymnastikbänder

Gymnastikbänder verstärken beim Krafttraining den Trainingseffekt, da Sie hierbei gegen einen zusätzlichen Widerstand arbeiten müssen. Hiermit können Sie verschiedene Muskelgruppen gezielt trainieren. Die Bänder aus widerstandsfähigem Latex sind in der Regel zwischen einem und zwei Meter lang. Es gibt sie in verschiedenen Farben, wobei die einzelnen Farben für verschiedene Widerstandsstärken stehen. So können Sie je nach Leistungsniveau wählen. Diese Zuordnung variiert jedoch je nach Hersteller. Die Zugstärke können Sie als Fortgeschrittener zudem variieren, indem Sie das Band z. B. doppelt nehmen oder kürzer greifen. Das

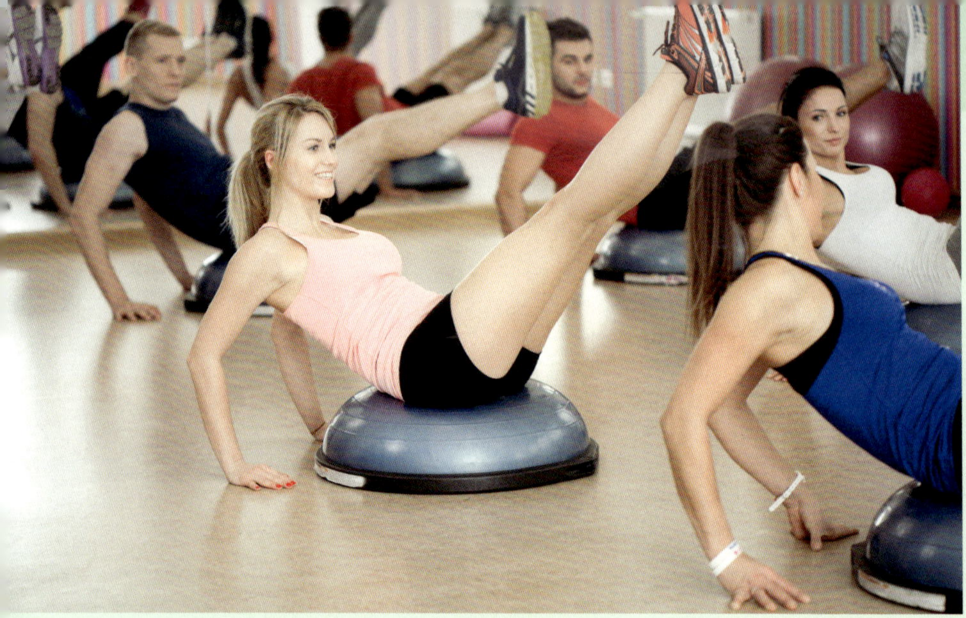

Band wird zwischen Daumen und Zeigefinger gehalten, einmal um die Hand gewickelt und mit dem Daumen fixiert. Es sollte während der Übung nie durchhängen. Die Übungen mit dem Band sollten stets langsam und kontrolliert ausgeführt werden. Überprüfen Sie Gymnastikbänder vor dem Training auf eventuelle Risse und setzen Sie sie keiner direkten Wärme oder Sonnenbestrahlung aus, damit sie nicht während des Trainings reißen und Sie sich dadurch verletzen. Mithilfe von Talkum können Sie Gymnastikbänder geschmeidig halten und ihre Lebensdauer verlängern. Neben den einfachen Gymnastikbändern gibt es auch ringförmig geschlossene Varianten. Es gibt auch Bänder, die mithilfe von Clips von einem einfachen zu einem geschlossenen Band umgewandelt werden können. Benötigen Sie einen geschlossenen Gummiring, können Sie auch die Enden eines einfachen Bandes verknoten.

Kurzhanteln

Ein weiteres Hilfsmittel für das Krafttraining bei Arm-, Schulter- und Rückenübungen sind Kurzhanteln. Sinnvoll ist es, sie im Set zu kaufen. Auf diese Weise können Sie die Trainingsbelastung je nach Leistungsstand allmählich steigern. Die Hanteln für die Arm- und Schulterübungen sollten am Anfang nicht mehr als 1–2 Kilogramm für Frauen und 3–4 Kilogramm für Männer wiegen. Kurzhanteln gibt es in zwei Varianten: die aus einem Stück hergestellten Knochen sowie Scheibenhanteln, an deren Griff sich verschieden schwere Gewichtsscheiben befestigen lassen. Erstere haben den Vorteil, dass man kein (in der Regel jedoch eher theoretisches) Verletzungsrisiko durch herabfallende Hantelscheiben befürchten muss, letztere den, dass sie sich leicht variieren lassen und platzsparend sind. Achten Sie vor allem beim Kauf von Scheibenhanteln auf einen guten Halt, hohe Stabilität und sichere Befestigungen. Wer das Hanteltraining zuerst einmal nur ausprobieren möchte, kann dazu auch zwei mit Wasser oder Sand gefüllte Plastikflaschen verwenden. Wichtig ist auch, nicht zu schwere Hanteln zu verwenden, da hier Verletzungen drohen.

Trainingsplan

Der folgende Trainingsplan hilft Ihnen dabei, Ihre Übungen zusammenzustellen und einen Überblick über Ihre Trainingsdauer und Trainingserfolge zu behalten. Tragen Sie dazu einfach den Namen der Übung und die Anzahl der Wiederholungen pro Satz ein. Auf diese Weise können Sie die Dauer der einzelnen Trainingseinheiten berechnen. Sie können auch einzelne Übungen markieren, um zu kennzeichnen, welche Übungen Ihnen zusagen und welche nicht, damit Sie wissen, welche Sie in Zukunft für Ihr Training beibehalten wollen. Den Trainingsplan können Sie sich kopieren und dann immer wieder neu ausfüllen.

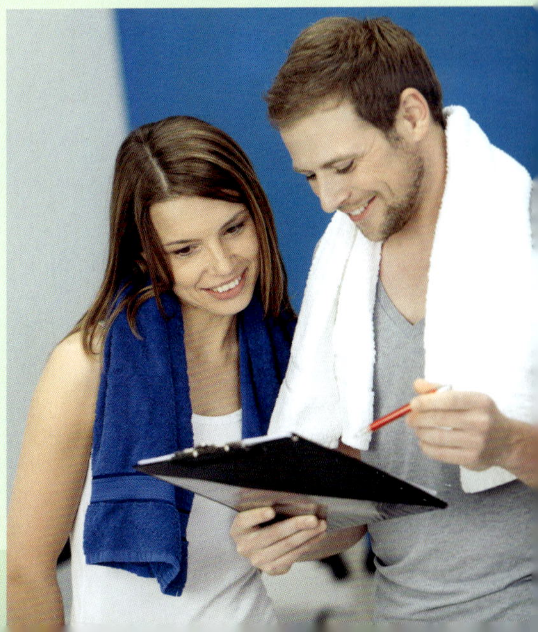

Übungseinheit 1

Fitnessübung	Muskelgruppe	Sätze	Wieder-holungen
1.			
2.			
3.			
4.			
5.			
6.			
7.			
8.			
9.			
10.			

Übungseinheit 2

Fitnessübung	Muskelgruppe	Sätze	Wieder- holungen
1.			
2.			
3.			
4.			
5.			
6.			
7.			
8.			
9.			
10.			

Aufwärmen

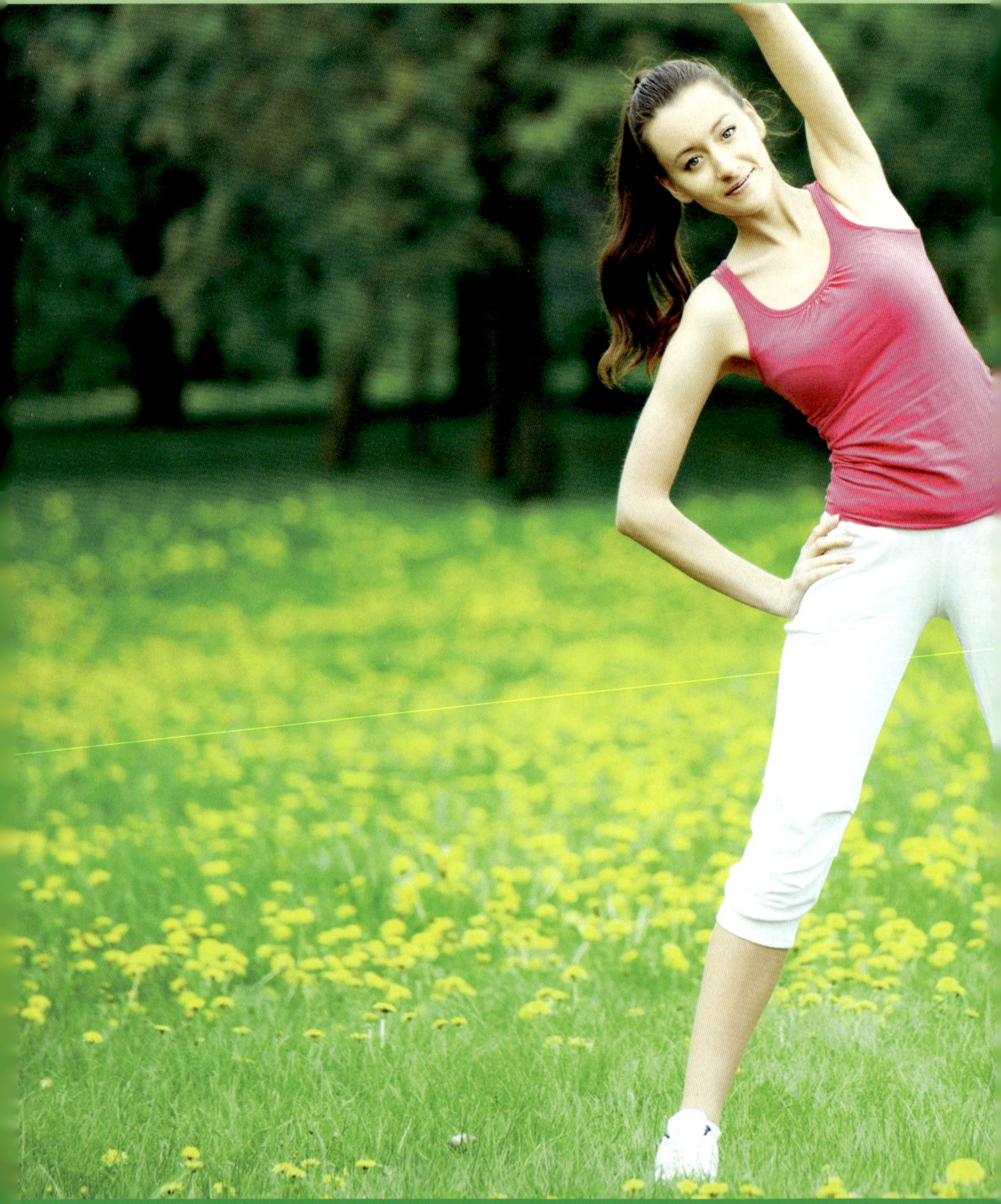

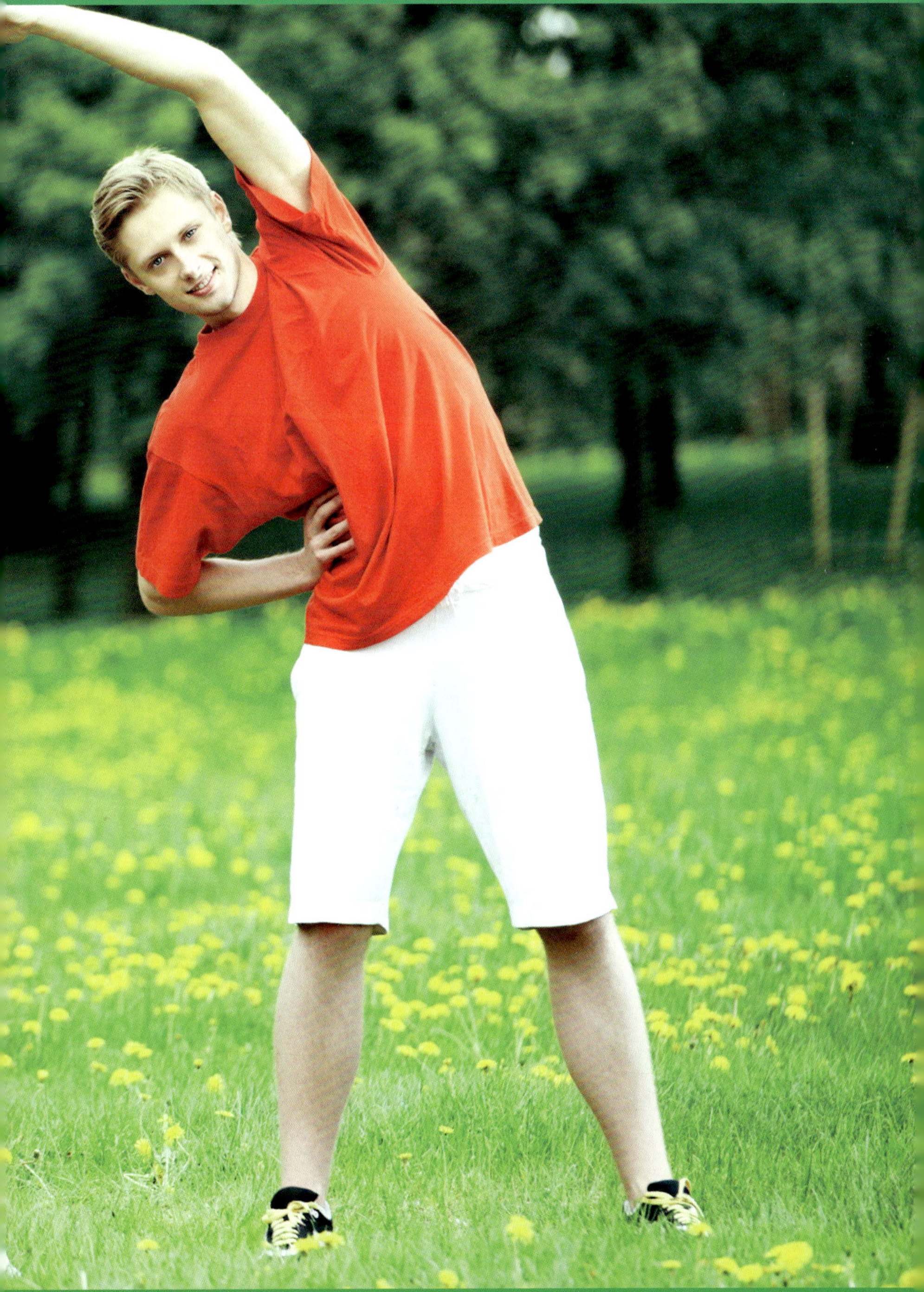

Schultern kreisen

Kurzinfo

Kategorie: Aufwärmübung

Muskelgruppen: Schulter-, Brust- und Nackenmuskulatur

Ausführung/Dauer: je 10 Wiederholungen vorwärts und rückwärts

Material: keines

Ausgangsposition:

- aufrechtes Sitzen oder Stehen mit seitlich herabhängenden Armen

Ausführung:

Nehmen Sie die Arme seitlich nach oben und legen Sie die Fingerspitzen Ihrer Hände auf die Schultern. Die Ellenbogen zeigen auf Schulterhöhe zur Seite. Beschreiben Sie nun mit den Ellenbogen zunächst kleine Kreise, die nach und nach immer größer werden. Bei jeder Aufwärtsbewegung der Ellenbogen atmen Sie ein, bei der Abwärtsbewegung aus. Kreisen Sie zehnmal vorwärts und zehnmal rückwärts. Machen Sie eine kurze Pause und wiederholen Sie die Übung.

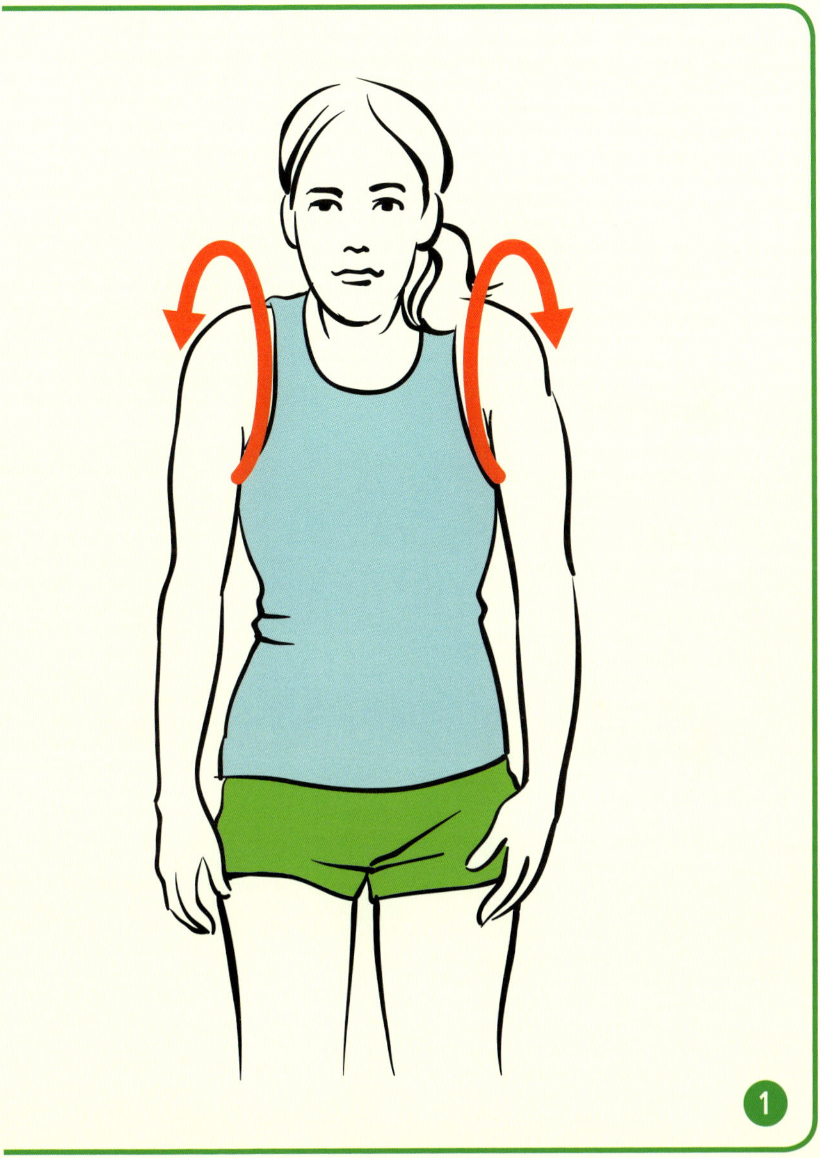

Diagonale Rumpfbeuge

Kurzinfo

Kategorie: Aufwärmübung

Muskelgruppen: Beinbizeps und Rückenstrecker

Ausführung/Dauer: je 10 Wiederholungen

Material: keines

Ausgangsposition:

- beide Beine auf dem Boden, etwa hüftbreit voneinander entfernt
- leicht gebeugte Knie
- Arme seitlich ausgestreckt
- aufrechter Oberkörper

Ausführung:

Beginnen Sie nun langsam den Oberkörper nach vorne zu beugen, die Knie können dabei etwas weiter durchgestreckt werden. Drehen Sie Ihren Oberkörper nun so zur Seite, dass Sie mit der rechten Hand zum linken Fuß zeigen. Der gegenüberliegende Arm zeigt dabei nach oben. Führen Sie die Bewegung nun in die umgekehrte Richtung aus – also mit der linken Hand zum rechten Fuß. Halten Sie bei allen Bewegungen den Rücken immer gerade und führen Sie die Bewegungen nicht federnd aus, da ansonsten der untere Rückenbereich zu stark belastet wird. Halten Sie die Schultern immer zurückgezogen. Wiederholen Sie die Übung mehrmals.

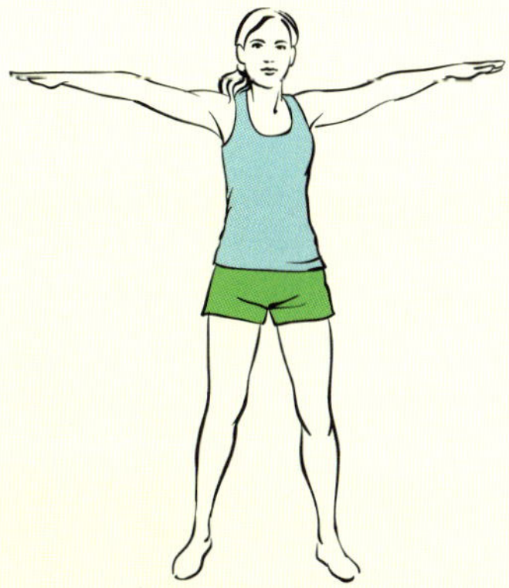

1

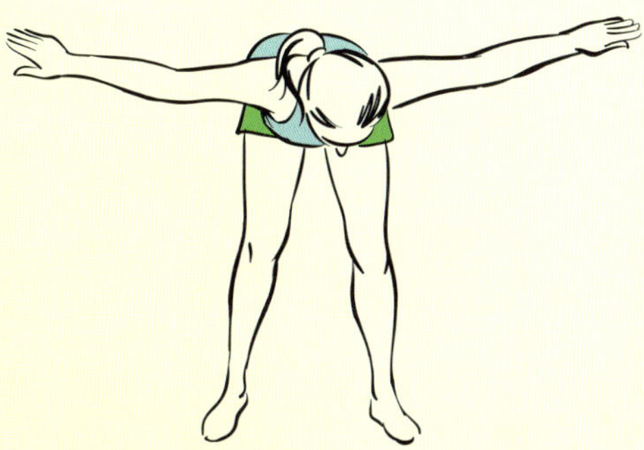

2

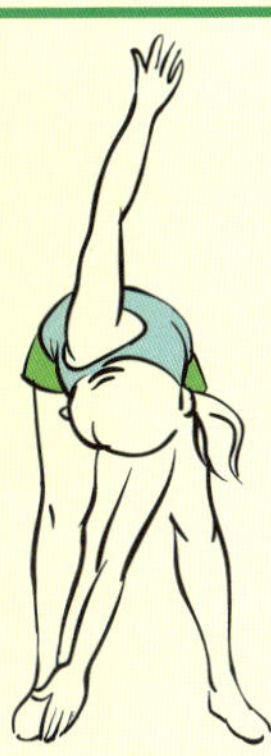

3

Laufen auf der Stelle

Kurzinfo

Kategorie: Aufwärmübung

Muskelgruppen: ganzer Körper

Ausführung/Dauer: ca. 3 Minuten

Material: keines

Ausgangsposition:

- beide Beine auf dem Boden, etwa hüftbreit voneinander entfernt
- aufrechter Oberkörper
- angewinkelte Arme

Ausführung:

Beginnen Sie nun langsam auf der Stelle zu laufen. Landen Sie dabei immer auf dem Fußballen und rollen Sie das Bein vom Fußballen zur Ferse hin ab. Um die Intensität etwas zu steigern, können Sie die Knie zwischendurch immer etwas höher nach oben ziehen oder kurze Sprints einlegen. Bewegen Sie Ihre Arme im Lauftempo gleichmäßig mit.

Variante:

- Für mehr Beintraining können Sie Gewichtsmanschetten um die Knöchel anlegen
- Das Training der Oberarme können Sie mit Handeln intensivieren

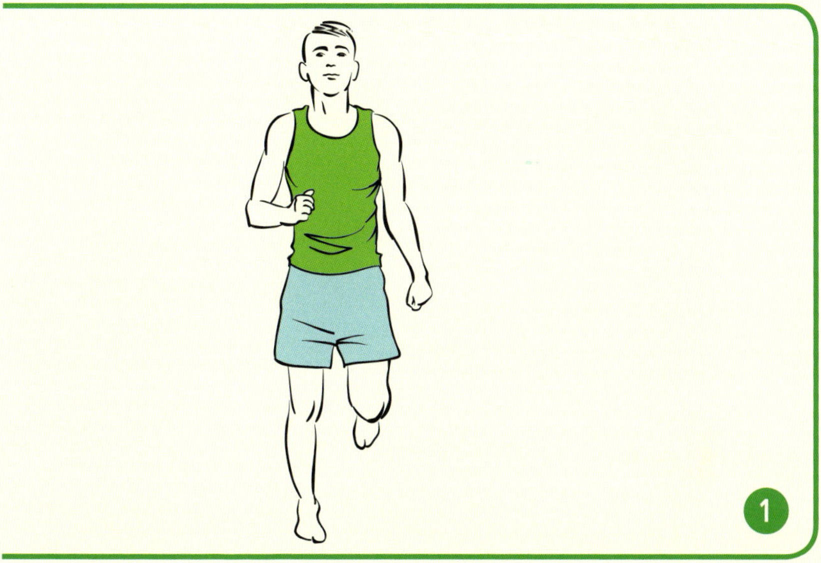
1

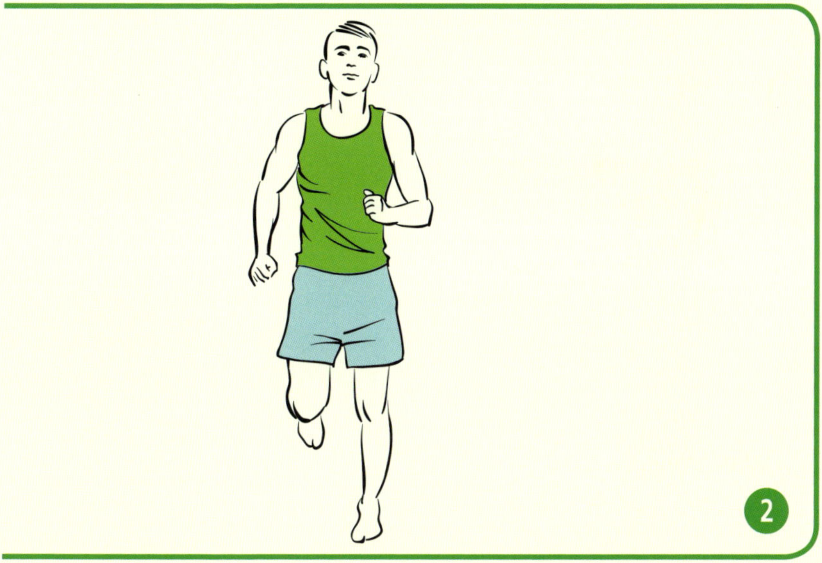
2

Heiße Füße

Kurzinfo

Kategorie: Aufwärmübung

Muskelgruppen: Ober- und Unterschenkelmuskulatur

Ausführung/Dauer: ca. 2 Minuten

Material: keines

Ausgangsposition:

- beide Beine auf dem Boden, etwa hüftbreit voneinander entfernt
- leicht gebeugte Knie
- Hände nach vorne gestreckt oder angewinkelt
- leicht nach vorne gebeugter Oberkörper

Ausführung:

Stellen Sie sich vor, auf einer Feuerstelle zu stehen und beginnen Sie nun so schnell wie möglich auf der Stelle zu laufen. Heben Sie Ihre Füße dabei nur ein kleinwenig an und rollen Sie sich auf dem Fußballen ab. Halten Sie den Oberkörper aufrecht und bewegen Sie Ihre Arme im Tempo gleichmäßig mit. Trainieren Sie in zwei Einheiten von je maximal 60 Sekunden, gehen Sie dazwischen auf der Stelle.

Variante:

- Für eine höhere Beanspruchung können Sie Gewichtsmanschetten um die Knöchel anlegen

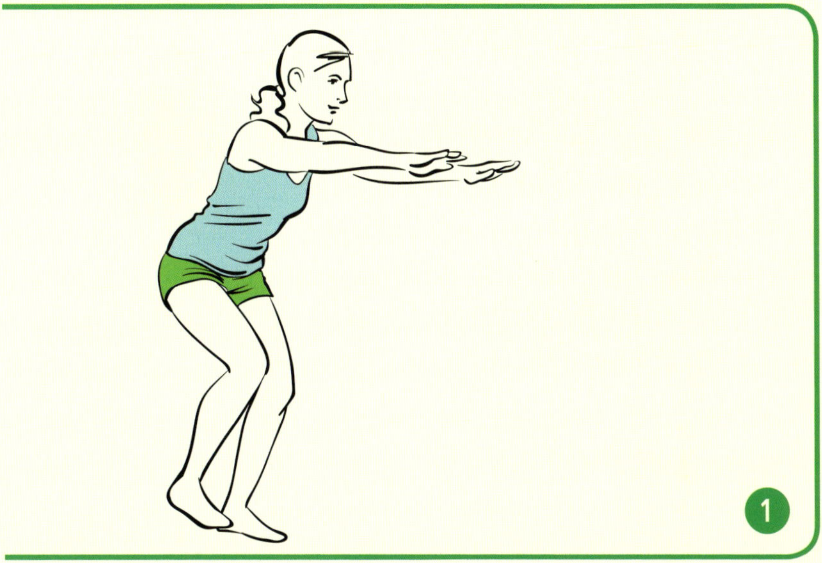
1

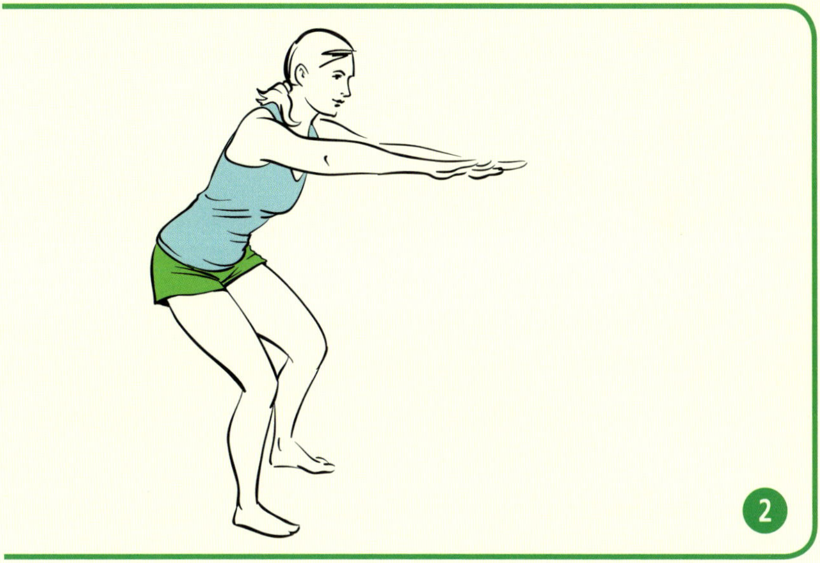
2

Äpfel pflücken

Kurzinfo

Kategorie: Aufwärmübung

Muskelgruppe: Lenden- und Brustwirbelsäule, Schultermuskulatur

Ausführung/Dauer: ca. 2 Minuten

Material: keines

Ausgangsposition:

- stehen oder sitzen in aufrechter Haltung
- Arme senkrecht über dem Kopf nach oben gestreckt
- aufrechter Oberkörper

Ausführung:

Zunächst strecken Sie die rechte Hand greifend nach oben, als würden Sie Äpfel pflücken wollen, dann die linke. Der Arm ist weit nach oben gestreckt, die Hand wird beim Greifen fest geschlossen. Der Rücken bleibt gerade und bildet kein Hohlkreuz. Dabei gleichmäßig weiteratmen.

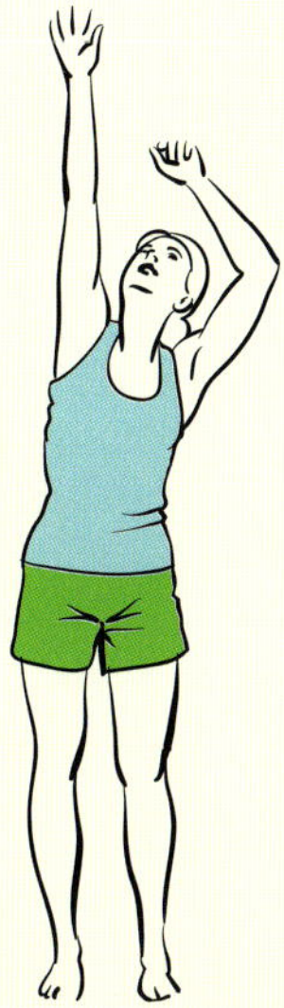

1

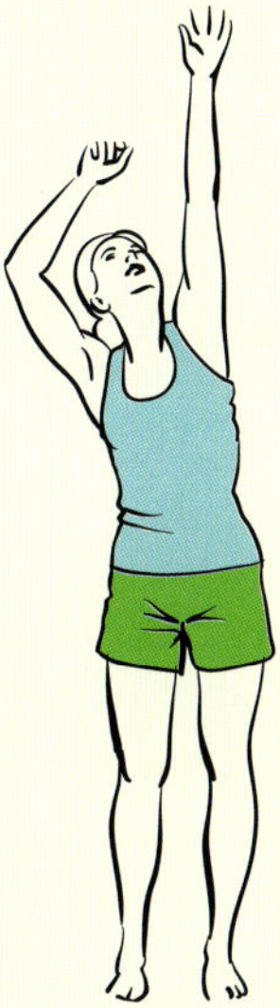

2

Beinschwung

Kurzinfo

Kategorie: Aufwärmübung

Muskelgruppen: Bauchmuskulatur

Ausführung/Dauer: ca. 2 Minuten

Material: keines

Ausgangsposition:

- beide Beine auf dem Boden, etwa hüftbreit voneinander entfernt
- Arme gerade nach vorne gestreckt
- aufrechter Oberkörper

Ausführung:

Schwingen Sie nun mit einem Bein nach vorne und versuchen Sie dabei mit den Zehenspitzen Ihre Finger zu berühren. Führen Sie die Übung abwechselnd mit beiden Beinen aus. Den Oberkörper können Sie während des Schwingens leicht nach vorne beugen. Bringen Sie sich zwischen den Übungen immer wieder in eine aufrechte Position.

Variante:

- Wenn Sie ausreichend Platz haben oder im Freien trainieren, können Sie bei jedem Schwung jeweils einen Schritt nach vorne machen.
- Für mehr Beintraining können Sie Gewichtsmanschetten um die Knöchel anlegen.

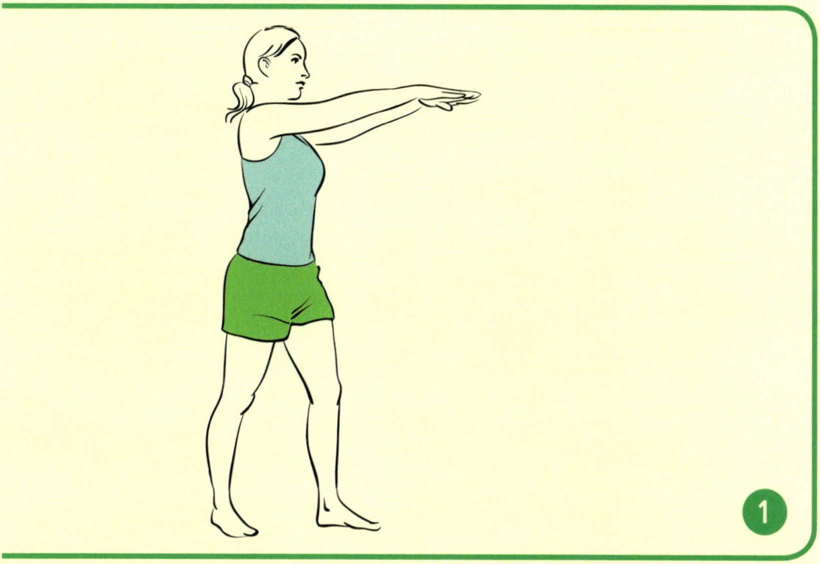
1

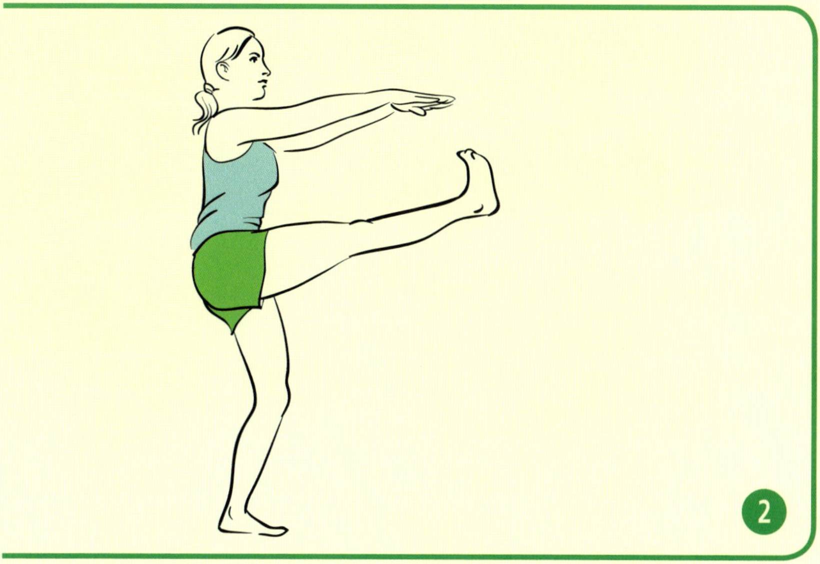
2

Armrudern

Kurzinfo

Kategorie: Aufwärmübung

Muskelgruppe: Schultermuskulatur

Ausführung/Dauer: 20 Wiederholungen

Material: Handtuch

Ausgangsposition:

- beide Beine auf dem Boden, etwa fußbreit voneinander entfernt
- Knie leicht angewinkelt
- Arme am Körper angewinkelt
- aufrechter Oberkörper

Ausführung:

Greifen Sie das Handtuch mit beiden Händen und halten Sie die Arme etwa schulterbreit voneinander entfernt gerade nach vorne ausgestreckt. Ziehen Sie beide Hände nach außen, sodass das Handtuch möglichst kräftig gespannt ist. Ziehen Sie Ihre Arme in einer langsamen Bewegung nun an den Körper heran und strecken Sie sie anschließend wieder aus. Halten Sie Ihren Oberkörper dabei immer aufrecht und achten Sie auf eine gleichbleibende Spannung des Handtuchs.

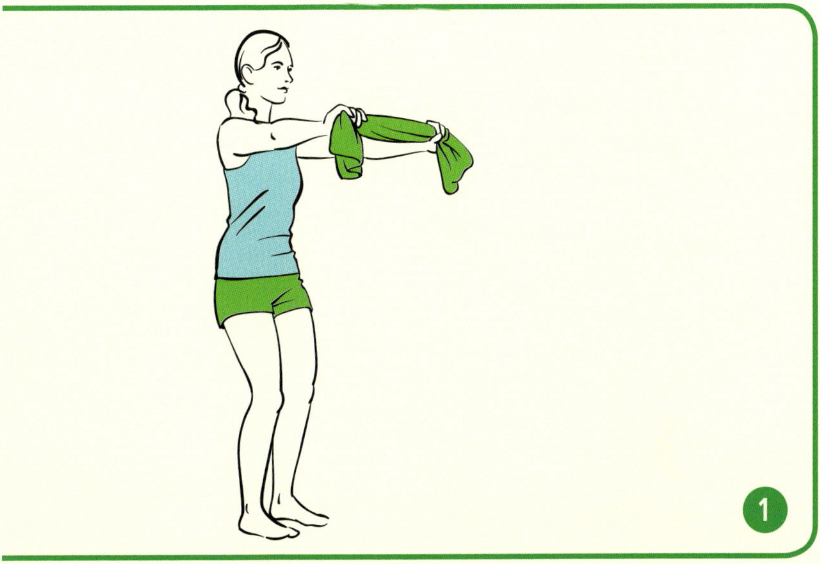
1

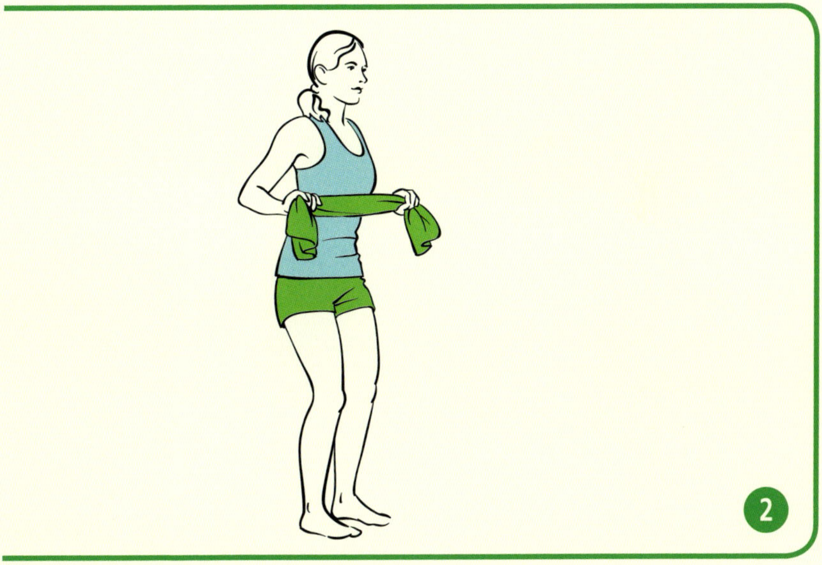
2

The Hundred

Kurzinfo

Kategorie: Aufwärmübung

Muskelgruppe: Bauchmuskulatur

Ausführung/Dauer: 5–6 Wiederholungen

Material: evtl. Gymnastikmatte

Ausgangsposition:

- auf dem Rücken liegen
- Arme liegen neben dem Körper, die Beine sind ausgestreckt

Ausführung:

Nehmen Sie nun die Arme leicht nach oben und heben Sie beim Ausatmen Kopf und Schultern an. Drücken Sie die Lendenwirbelsäule dabei fest gegen den Boden. Bewegen Sie nun beide Arme in gestreckter Haltung schnell auf und ab. Führen Sie diese Bewegung zehn Atemzüge lang durch, wobei Sie bei jedem Atemzug zehn Auf- und Abbewegungen ausführen. Wichtig ist dabei, dass Sie den Rumpf stabil halten sowie Kopf und Schultergürtel möglichst nicht bewegen. Ihr Kopf sollte – auch wenn er angehoben ist – immer in der Verlängerung der Halswirbelsäule stehen. Achten Sie zudem auf eine gleichmäßig Atmung im Rhythmus der Armbewegungen.

Variante:

- Für ein intensiveres Training können Sie die gestreckten Beine etwas vom Boden abheben.

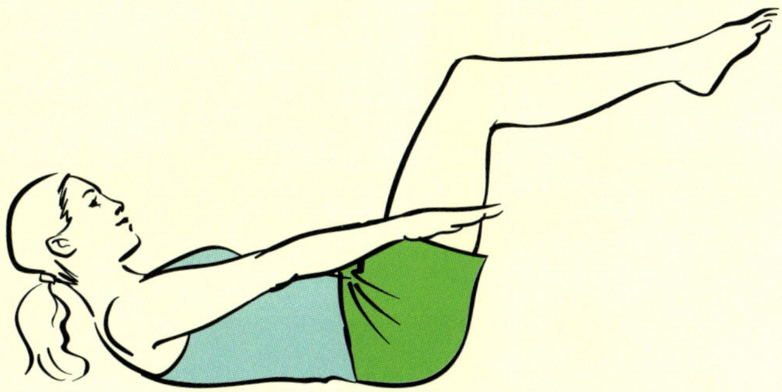

1

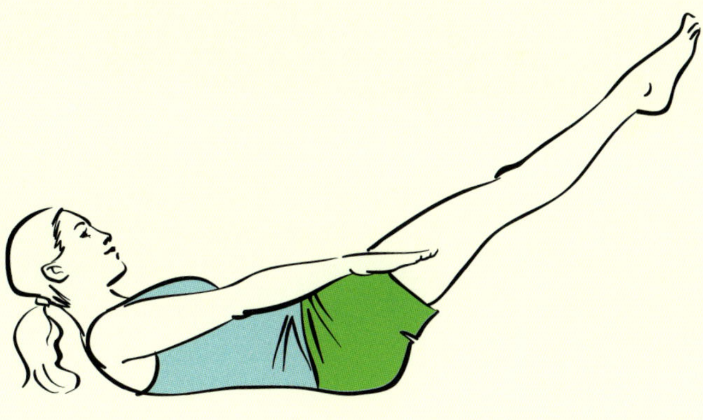

2

Beine & Po

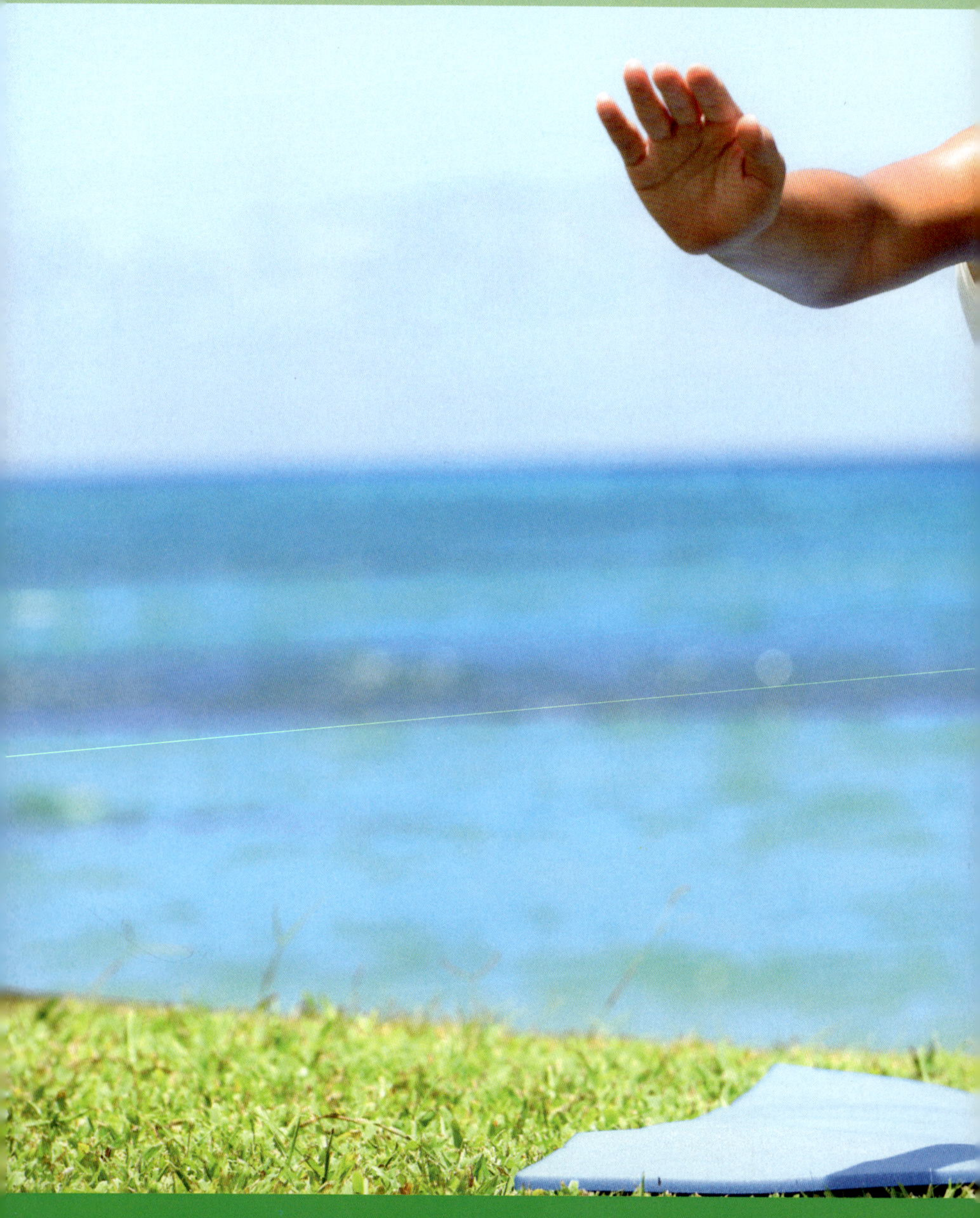

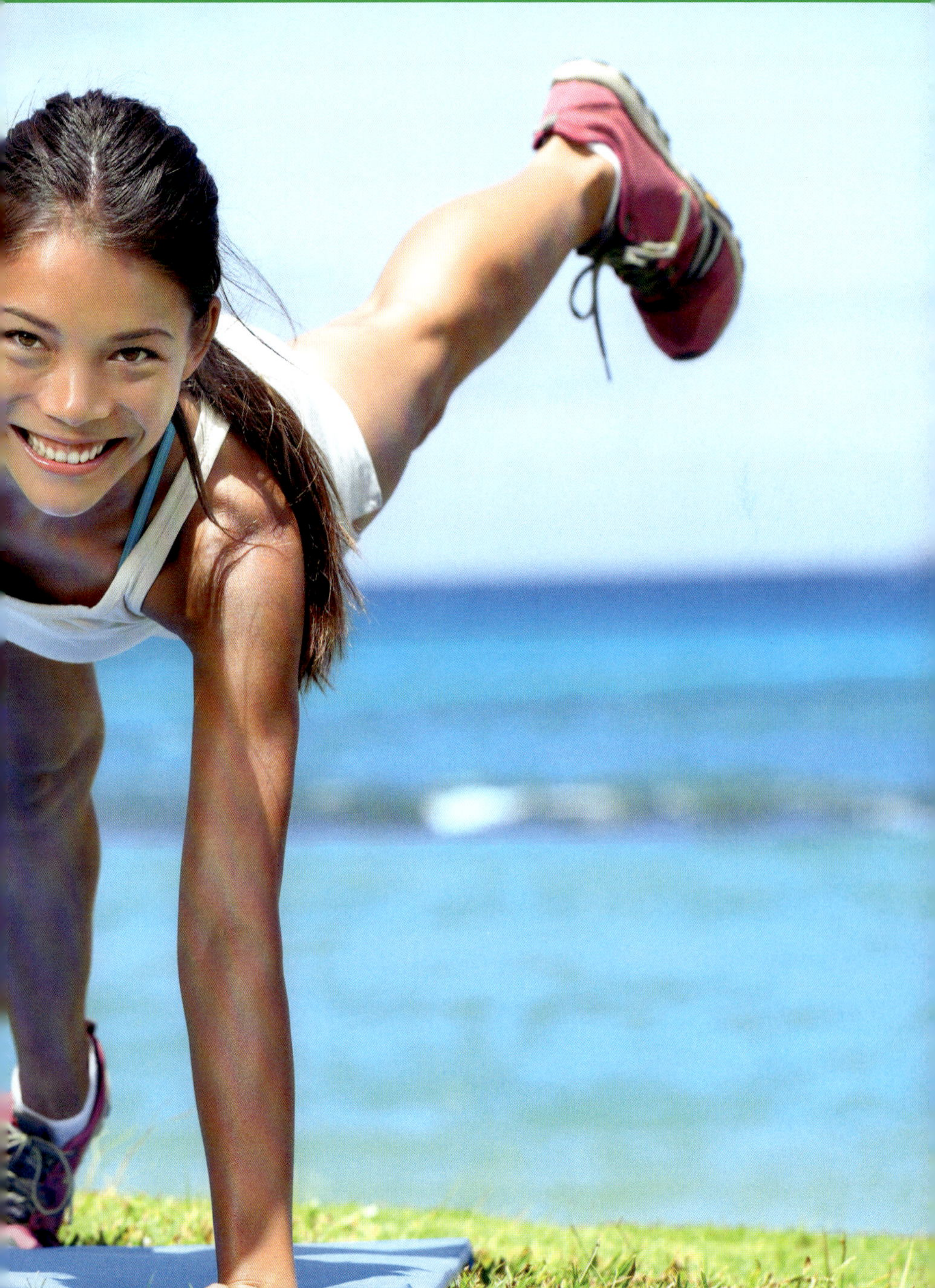

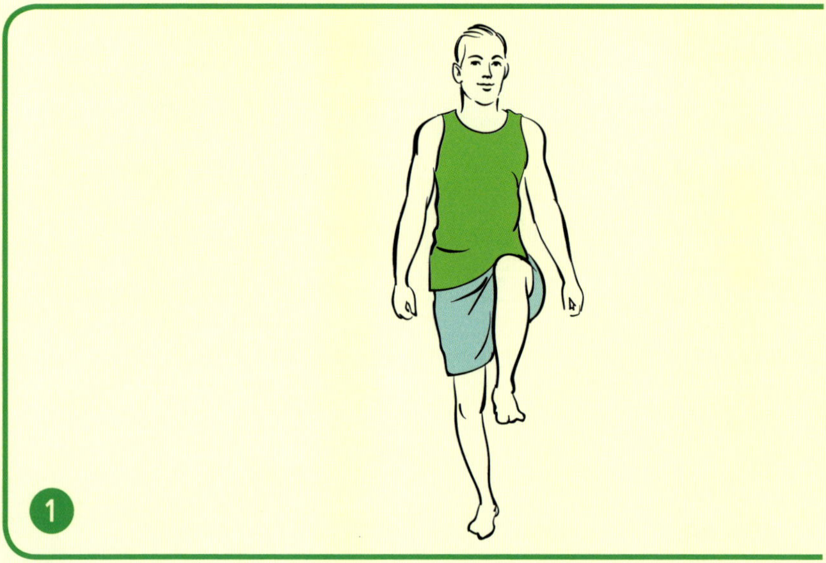
1

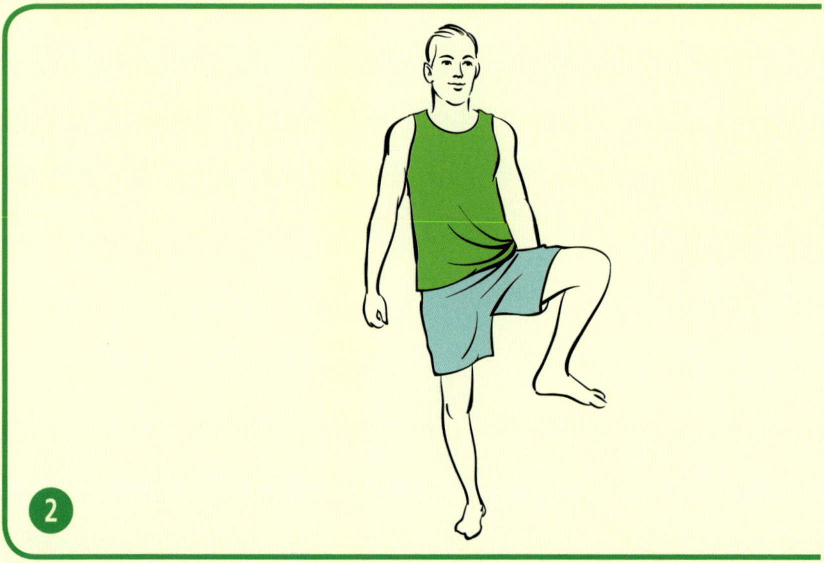
2

Beinkreisen

Kurzinfo

Kategorie: Beine & Po

Muskelgruppen: Oberschenkel- und Gesäßmuskulatur

Ausführung/Dauer: je 30 Wiederholungen

Material: keines

Ausgangsposition:

- aufrecht stehen
- gerader Oberkörper
- locker herabhängende Arme

Ausführung:

Heben Sie das rechte Bein an. Ober- und Unterschenkel sollten dabei im 90-Grad-Winkel zueinander stehen. Führen Sie nun mit dem Knie eine kleine Kreisbewegung durch (erst nach außen, dann leicht nach unten und innen und zurück in die Ausgangsstellung). Kreisen Sie 15-mal mit dem rechten Bein im Uhrzeigersinn und anschließend 15-mal mit dem linken Bein gegen den Uhrzeigersinn. Anschließend 15 Wiederholungen je Bein in umgekehrter Richtung.

Variante:

- Durch das Schließen der Augen oder Stehen auf den Zehenspitzen wird die Übung erschwert und zusätzlich Ihr Gleichgewichtssinn trainiert.

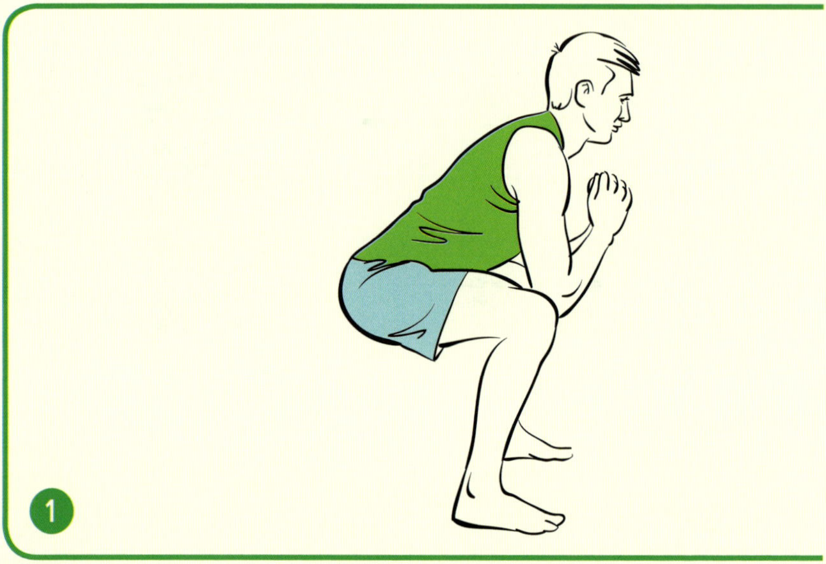
1

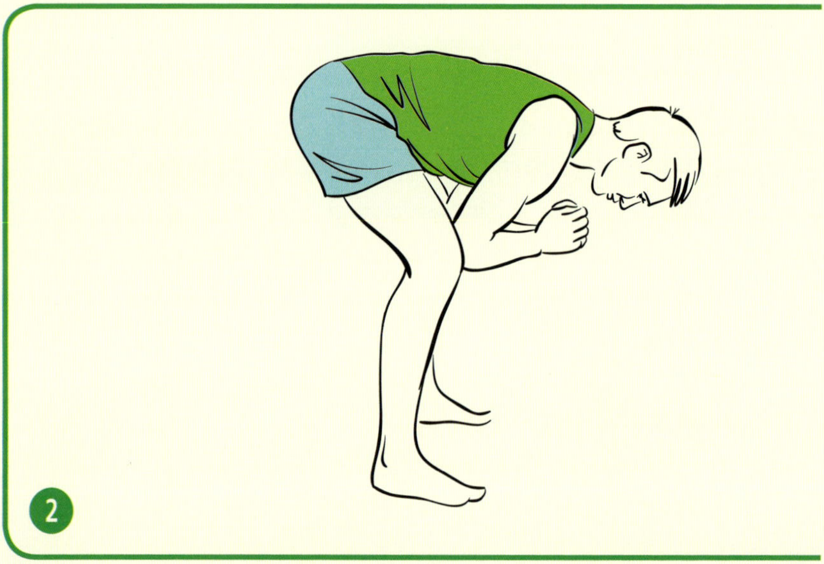
2

Kniebeuge in der Hocke

Kurzinfo

Kategorie: Beine & Po

Muskelgruppen: Gesäß- und Oberschenkelmuskulatur

Ausführung/Dauer: 20 Wiederholungen

Material: keines

Ausgangsposition:

- beide Beine auf dem Boden, etwa hüftbreit voneinander entfernt
- Füße leicht nach außen gedreht
- gerader Oberkörper, leicht nach vorne gebeugt
- gehockte Position
- Arme vor dem Oberkörper angewinkelt

Ausführung:

Verlagern Sie Ihr Gewicht auf die Fersen und strecken Sie Ihre Beine in einer langsamen Bewegung fast durch. Kippen Sie dabei den Oberkörper nach vorne, beachten Sie aber, dass die Wirbelsäule vom Kopf bis zum Gesäß eine gerade Linie bildet. Halten Sie die Position kurz, bevor Sie Ihre Beine wieder anwinkeln und mit dem Gesäß nach unten gehen. Halten Sie die Hockposition für wenige Augenblicke, bevor Sie die Übung wiederholen. Führen Sie die Übung sehr langsam aus.

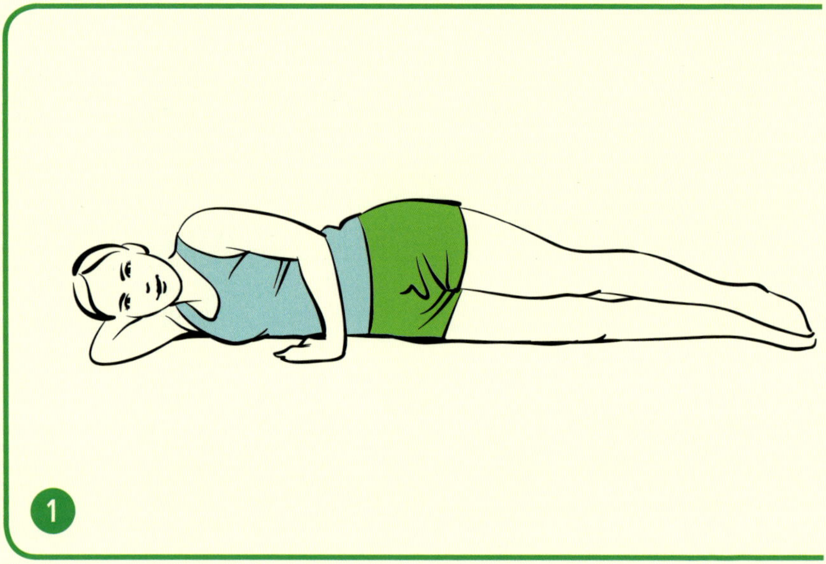
1

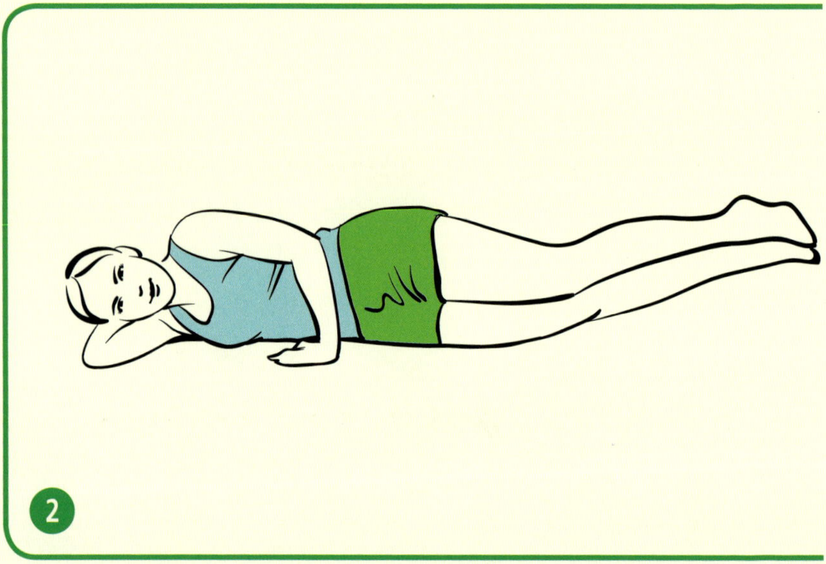
2

Doppelbeinheben

Kurzinfo

Kategorie: Po

Muskelgruppen: Hüft- und Rumpfmuskulatur

Ausführung/Dauer: je 20 Wiederholungen

Material: evtl. Gymnastikmatte

Ausgangsposition:

- seitlich auf den Boden legen
- unterer Arm gebeugt unter dem Kopf
- ausgestreckte Beine

Ausgangsposition:

Legen Sie beide Beine übereinander und stützen Sie sich mit der oberen Hand vor dem Körper ab. Heben Sie nun beide Beine gleichzeitig nach oben. Achten Sie darauf, dass der Oberkörper immer gerade bleibt. Halten Sie die Beine kurz in der höchsten Position bevor Sie sie langsam wieder absetzen. Wiederholen Sie die Übung mehrmals und wechseln Sie dann die Seite.

Variante:

- Für ein intensiveres Training können Sie Gewichtsmanschetten anlegen.

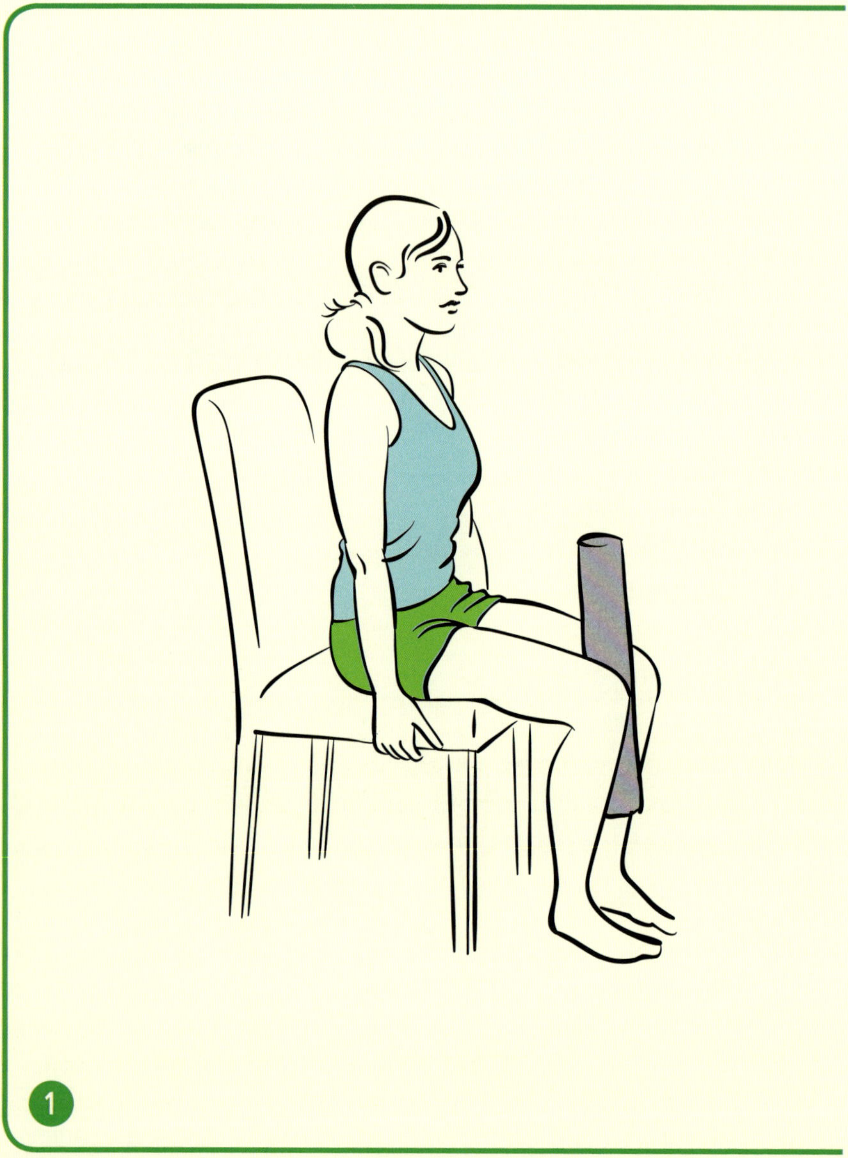
1

Oberschenkeldruck

Kurzinfo

Kategorie: Po

Muskelgruppen: Gesäßmuskulatur, Oberschenkelinnenseite

Ausführung/Dauer: 10 Wiederholungen

Material: Handtuch, Sitzgelegenheit

Ausgangsposition:

- auf einen Stuhl setzen
- aufrechter Oberkörper
- Arme locker herabhängen

Ausführung:

Stellen Sie Ihre Beine vor sich auf den Boden, die Knie sollten dabei einen 90-Grad-Winkel bilden. Klemmen Sie die Handtuchrolle zwischen die beiden Knie und drücken Sie die Knie kräftig zusammen. Halten Sie die Spannung einige Sekunden, lockern Sie die Beine und führen Sie die Übung erneut aus. Achten Sie dabei darauf, dass Ihr Oberkörper und die Arme während der Übung locker bleiben.

Variante:

- Diese Übung können Sie problemlos auch im Liegen ausführen. Legen Sie sich dazu auf den Rücken, strecken Sie die Beine nach oben und winkeln Sie die Knie an.

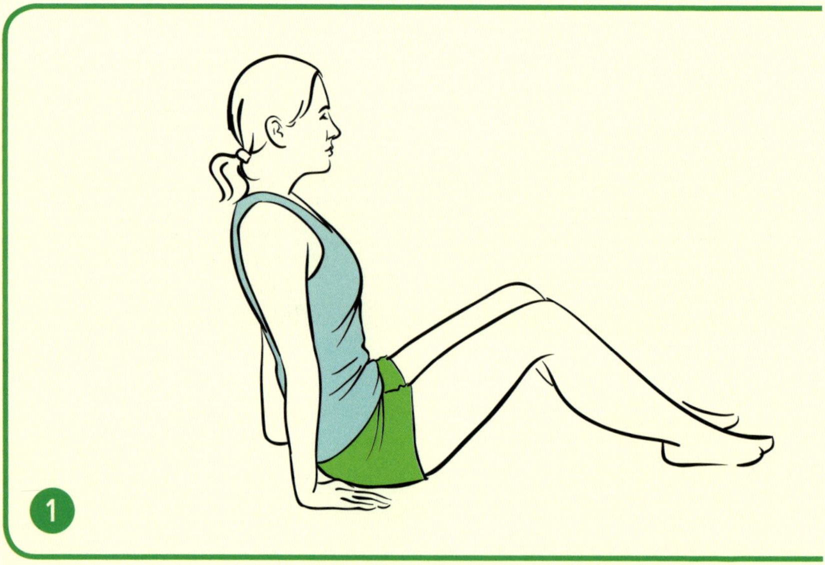
1

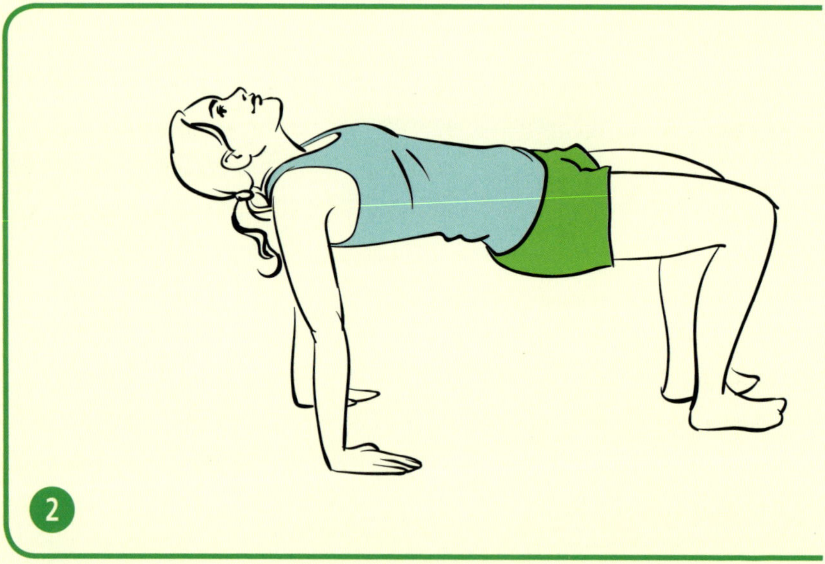
2

Rückwärtsbrücke

Kurzinfo

Kategorie: Po

Muskelgruppen: Rumpfmuskulatur

Ausführung/Dauer: 10 Wiederholungen

Material: evtl. Gymnastikmatte

Ausgangsposition:

- auf den Boden setzen
- Beine etwa hüftbreit voneinander entfernt angewinkelt
- beide Hände seitlich neben dem Po abstützen

Ausführung:

Drücken Sie sich mit beiden Händen nun etwas vom Boden ab, schieben Sie das Becken gleichzeitig nach oben, sodass die Wirbelsäule eine gerade Linie ergibt. Die Knie und die Schultern sollen dabei einen 45-Grad-Winkel bilden. Halten Sie die Position für einige Sekunden und setzen Sie dann den Po langsam wieder ab. Wiederholen Sie die Übung mehrmals.

Variante:

- Wenn Sie die Übung auf den Zehenspitzen ausführen, trainieren Sie zusätzlich noch Ihre Wadenmuskulatur.

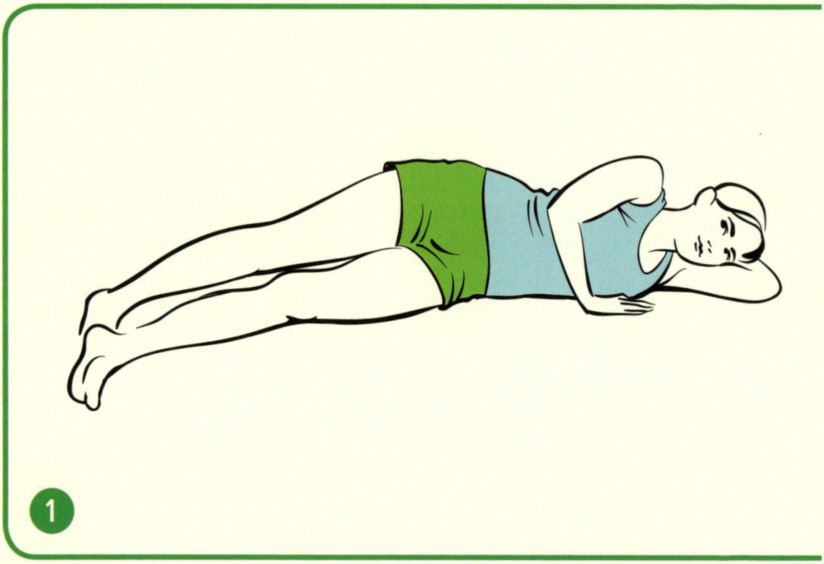
1

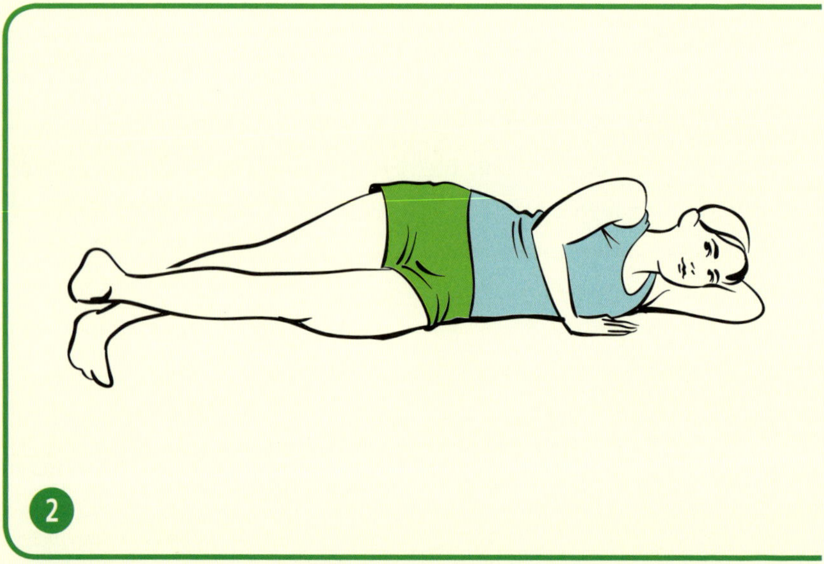
2

Einbeinheben

Kurzinfo

Kategorie: Beine & Po

Muskelgruppen: Gesäßmuskulatur, Oberschenkelinnenseite

Ausführung/Dauer: je 20 Wiederholungen

Material: evtl. Gymnastikmatte

Ausgangsposition:

- seitlich auf den Boden legen
- unterer Arm gebeugt unter dem Kopf
- ausgestreckte Beine

Ausführung:

Legen Sie das obere Bein etwas hinter das untere Bein und stützen Sie sich mit der oberen Hand vor dem Körper ab. Heben Sie nun das untere Bein etwas nach oben, um das Gleichgewicht zu halten, stützen Sie sich dabei etwas mit den Zehen des oberen Beines am Boden ab. Achten Sie darauf, dass der Oberkörper immer gerade bleibt und die Bewegung nur aus dem unteren Bein kommt. Halten Sie das Bein kurz in der höchsten Position bevor Sie es langsam wieder absetzen. Wiederholen Sie die Übung mehrmals und wechseln Sie dann die Seite.

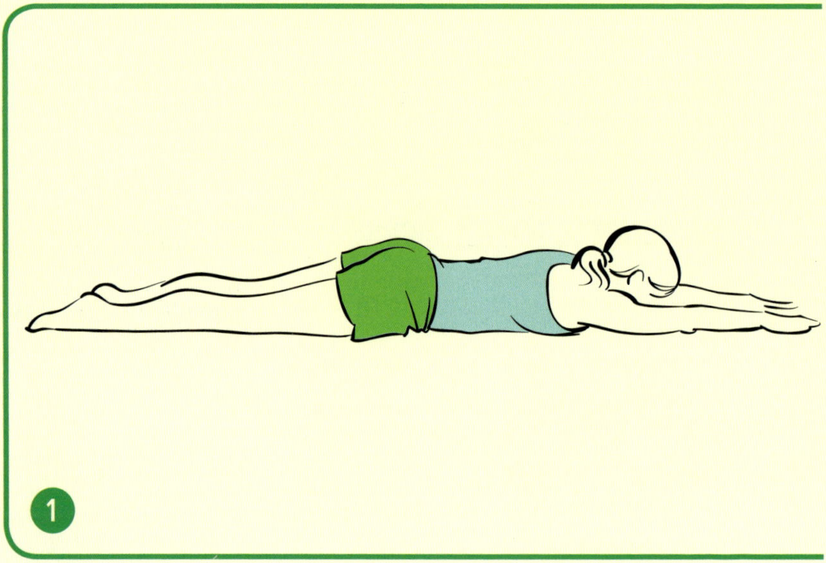
1

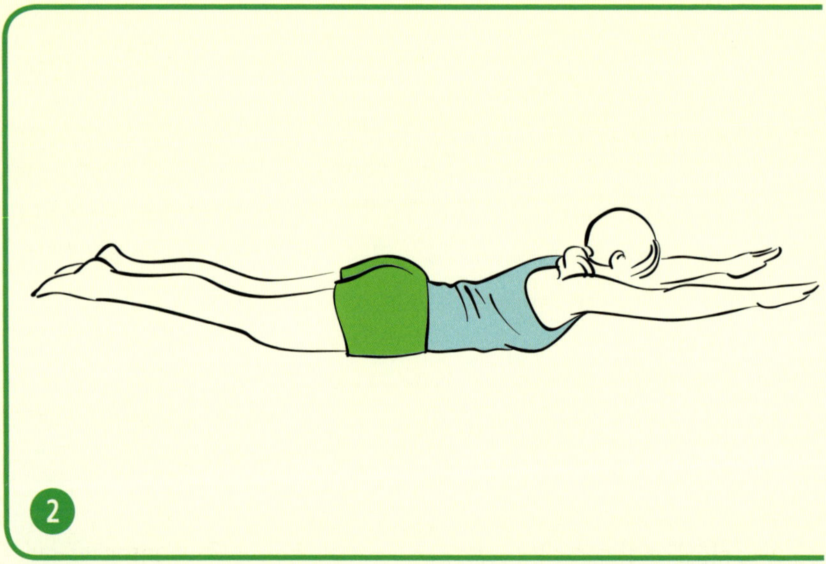
2

Po-Straffer

Kurzinfo

Kategorie: Po

Muskelgruppen: Gesäßmuskulatur

Ausführung/Dauer: 30 Wiederholungen

Material: evtl. Gymnastikmatte

Ausgangsposition:

- flach auf den Bauch legen
- Hände gerade nach vorne ausstrecken

Ausführung:

Spannen Sie Bauch- und Gesäßmuskeln an, strecken Sie die Zehen nach hinten aus heben Sie beide Beine gestreckt so weit wie möglich nach oben. Gleichzeitig heben Sie den Oberkörper etwas an. Heben Sie Oberkörper und Beine nicht zu stark an, um die untere Lendenwirbelsäule nicht zu sehr zu belasten. Halten Sie die Position kurz und senken Sie die Beine anschließend wieder ab, ohne sie auf dem Boden abzulegen. Wiederholen Sie die Übung mehrmals.

Variante:

- Wenn Ihnen die Übung zu schwer ist, können Sie für den Anfang die Arme unter dem Kopf verschränken und den Oberkörper auf dem Boden liegen lassen. Heben Sie nun Ihr rechtes Bein gestreckt so weit wie möglich senkrecht nach oben. Senken Sie das Bein anschließend wieder ab, ohne es auf dem Boden abzulegen.

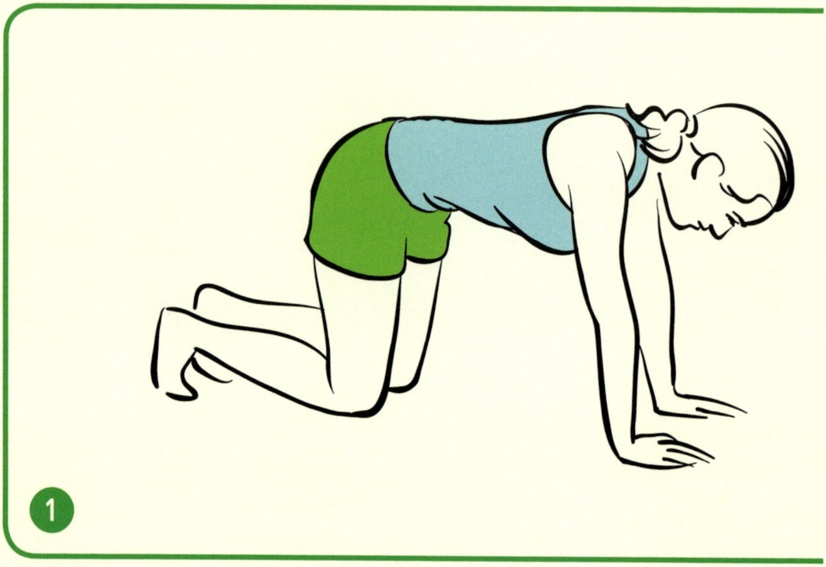
1

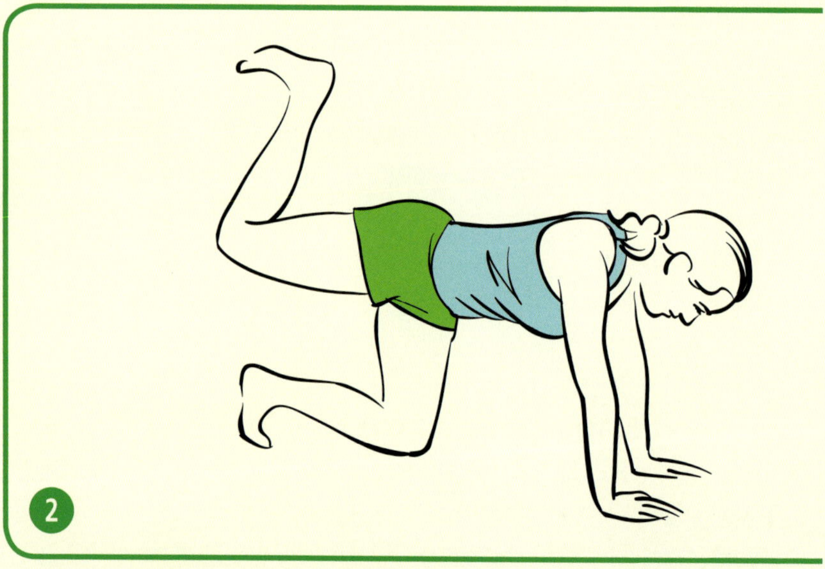
2

Kniendes Hüftstrecken

Kurzinfo

Kategorie: Po

Muskelgruppe: Gesäßmuskulatur

Ausführung/Dauer: je 20 Wiederholungen

Material: evtl. Gymnastikmatte

Ausgangsposition:

- auf den Boden knien
- Arme und Beine etwa hüftbreit voneinander entfernt
- gerader Oberkörper

Ausführung:

Heben Sie das linke Bein angewinkelt nach oben, bis die Wirbelsäule und der Oberschenkel eine Linie bilden. Heben Sie das Bein nicht weiter nach oben, da dies sonst die untere Lendenwirbelsäule zu sehr belastet. Achten Sie immer darauf, den Rücken gerade zu halten. Halten Sie die Position kurz und bewegen Sie das Bein dann langsam wieder nach unten, ohne jedoch das Knie auf dem Boden aufzusetzen. Wiederholen Sie die Übung mehrmals und wechseln Sie dann das Bein.

Variante:

- Für ein intensiveres Training können Sie eine Kurzhantel in das angewinkelte Knie klemmen.

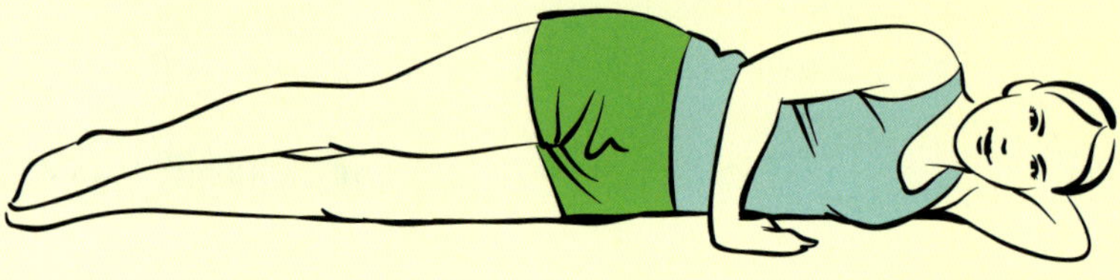

1

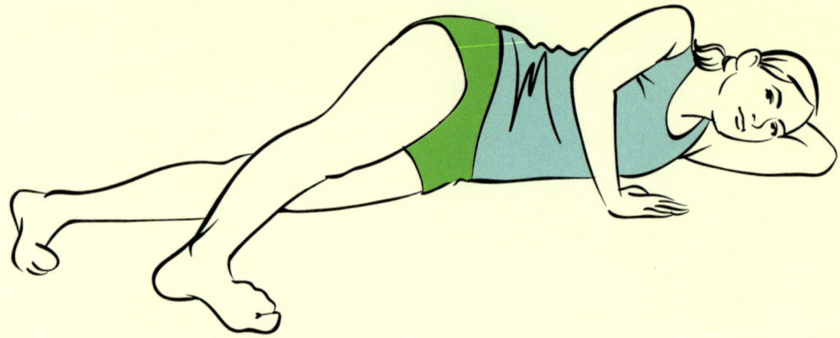

2

Einbeiniges Hüftstrecken

Kurzinfo

Kategorie: Beine & Po

Muskelgruppen: Gesäß-, Rumpf- und Hüftmuskulatur

Ausführung/Dauer: je 20 Wiederholungen

Material: evtl. Gymnastikmatte

Ausgangsposition:

- seitlich auf den Boden legen
- unterer Arm gebeugt unter dem Kopf
- ausgestreckte Beine

Ausführung:

Legen Sie beide Beine übereinander und stützen Sie sich mit der oberen Hand vor dem Körper ab. Heben Sie nun das obere Bein etwas an und bewegen Sie es nun nach vorne und nach hinten. Führen sie langsame und kurze Bewegungen aus und gehen Sie nicht ins Hohlkreuz. Achten Sie darauf, dass die Bewegung nur aus dem Bein kommt. Wiederholen Sie die Übung mehrmals und wechseln Sie dann die Seite.

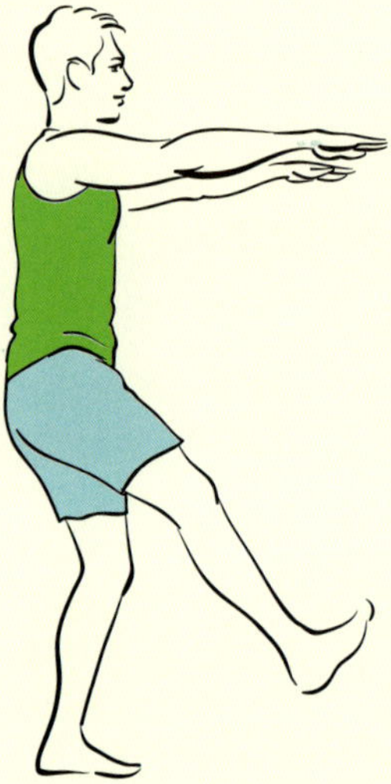

1

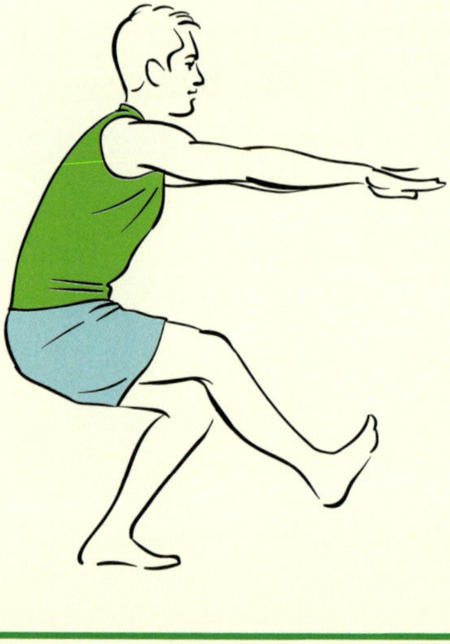

2

Einbeinstand

Kurzinfo

Kategorie: Beine & Po

Muskelgruppen: Oberschenkel- und Gesäßmuskulatur

Wiederholungen/Dauer: je 10 Wiederholungen

Material: evtl. Gymnastikmatte

Ausgangsposition:

- beide Beine auf dem Boden, etwa hüftbreit voneinander entfernt
- gerader Oberkörper
- Arme hängen locker am Körper

Ausführung:

Heben Sie ein Bein vom Boden. Um das Gleichgewicht besser halten zu können, strecken Sie Ihre beiden Arme waagerecht nach vorne. Verlagern Sie nun Ihr Gewicht auf das Standbein und gehen Sie so weit wie möglich in die Hocke. Das andere Bein strecken Sie nach vorne aus. Halten Sie die Position ein wenig und kehren Sie dann langsam in die Ausgangsposition zurück. Wiederholen Sie die Übung mehrmals und wechseln Sie dann die Seite.

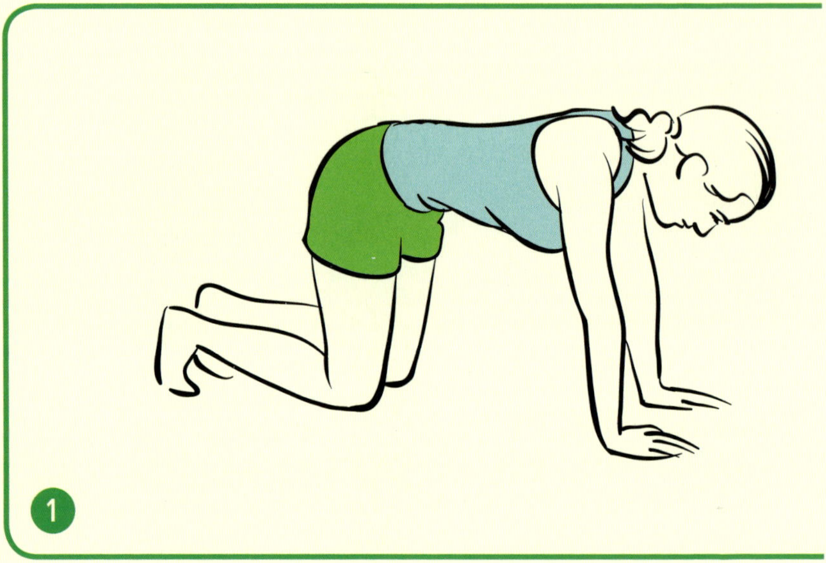
1

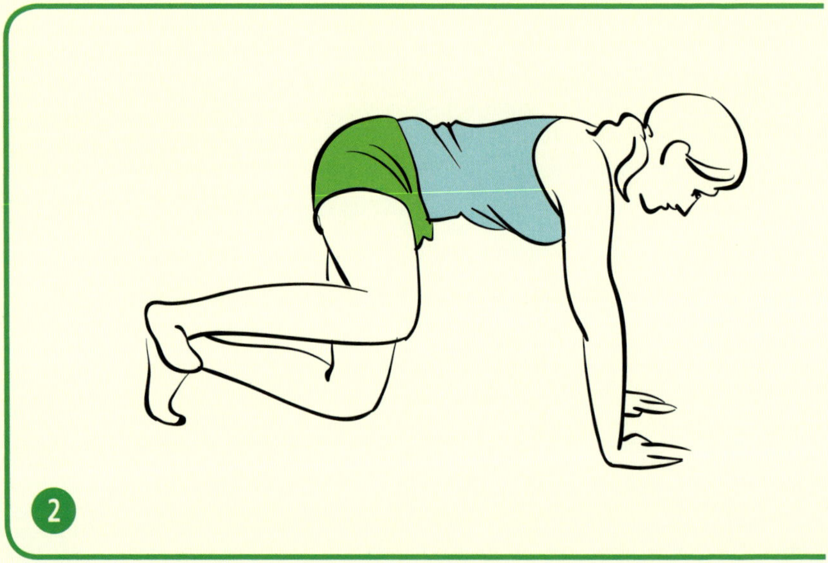
2

Seitliches Hüftstrecken

Kurzinfo

Kategorie: Po

Muskelgruppe: Gesäßmuskulatur

Ausführung/Dauer: je 20 Wiederholungen

Material: evtl. Gymnastikmatte

Ausgangsposition:

- auf den Boden knien
- Arme und Beine etwa hüftbreit voneinander entfernt
- gerader Oberkörper

Ausführung:

Heben Sie das linke Bein angewinkelt zur Seite, allerdings nicht höher als bis zur Hüfte. Achten Sie darauf, dass der Oberkörper gerade bleibt. Wiederholen Sie die Übung mehrmals und wechseln Sie dann die Seite.

Variante:

- Für ein intensiveres Training können Sie ein Widerstands-Fitnessband um die Knie legen.

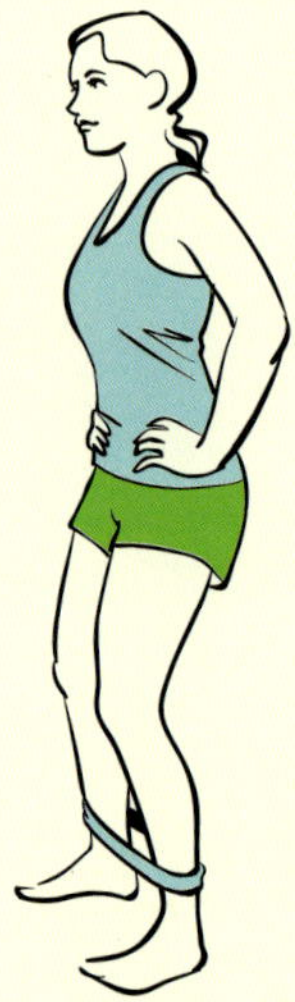

1

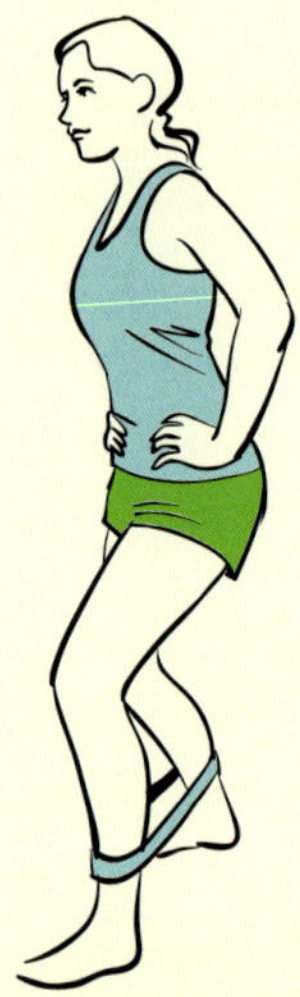

2

Ausfallschritt

Kurzinfo

Kategorie: Beine & Po

Muskelgruppen: Gesäß- und Hüftmuskulatur

Ausführung/Dauer: je 30 Wiederholungen

Material: Widerstands-Gymnastikband

Ausgangsposition:

- beide Beine auf dem Boden, etwa hüftbreit voneinander entfernt
- Hände in die Hüften gestützt
- Knie leicht gebeugt

Ausführung:

Spannen Sie das Gymnastikband um Ihre Knöchel und positionieren Sie Ihre Beine so, dass das Band gespannt ist. Machen Sie nun einen kleinen Schritt nach vorne, halten Sie dabei immer die Spannung auf dem Gymnastikband. Machen Sie anschließend mit dem gleichen Bein wieder einen Schritt zurück, sodass Ihre Beine wieder parallel stehen. Wiederholen Sie die Übung mehrmals und wechseln Sie dann die Seite.

Variante:

- Wenn Sie ausreichend Platz haben oder im Freien trainieren, können Sie die Übung anstelle der Rückwärtsbewegung auch abwechselnd mit beiden Beinen nach vorne machen und sich so fortbewegen.

Bauch

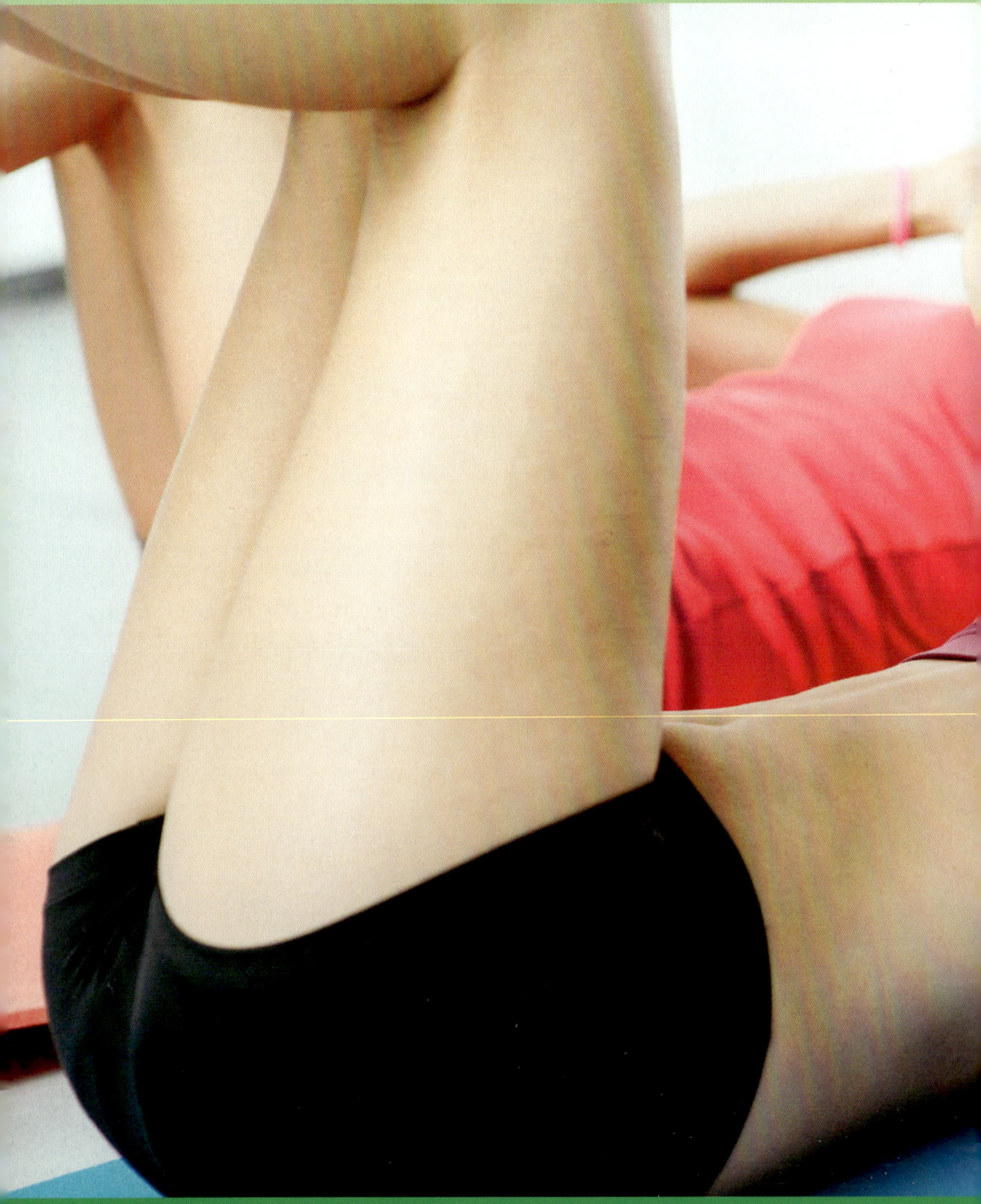

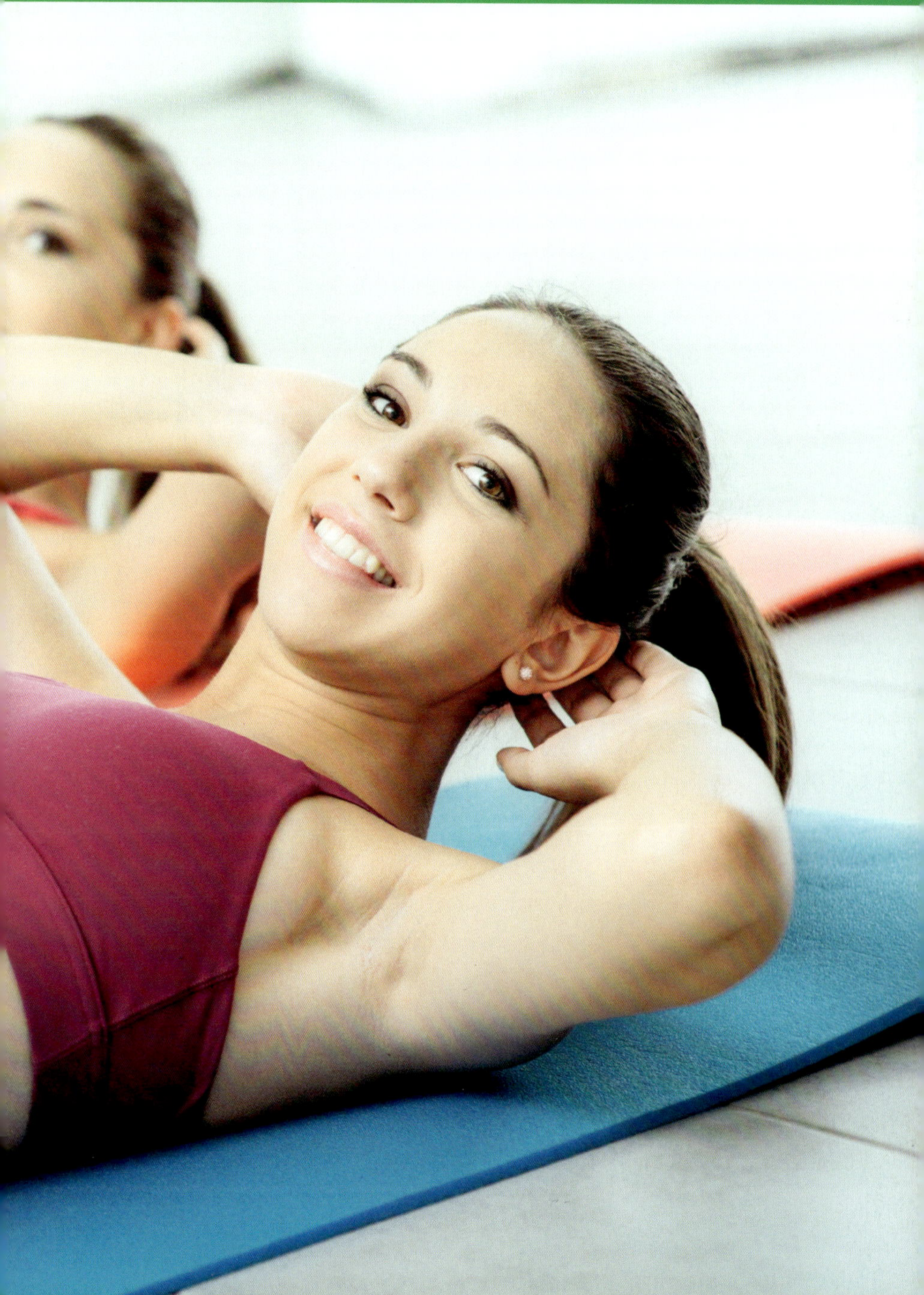

Seitliche Rumpfbeuge

Kurzinfo

Kategorie: Bauch

Muskelgruppen: seitliche Bauchmuskulatur

Ausführung/Dauer: je 15 Wiederholungen

Material: Kurzhantel

Ausgangsposition:

- beide Beine auf dem Boden, etwa hüftbreit voneinander entfernt
- Knie leicht gebeugt
- gerader Oberkörper
- Arme hängen seitlich am Körper

Ausführung:

Greifen Sie mit der rechten Hand die Hantel und lassen Sie den Arm gerade am Körper hängen. Winkeln Sie den Ellbogen leicht an. Beugen Sie Ihren Oberkörper gerade nach rechts. Ziehen Sie den rechten Arm dabei so weit wie möglich nach unten, bis Sie eine Spannung in der Seite spüren. Halten Sie die Spannung ein wenig und kehren Sie langsam in die Ausgangsposition zurück. Wiederholen Sie die Übung mehrmals und wechseln Sie die Seite.

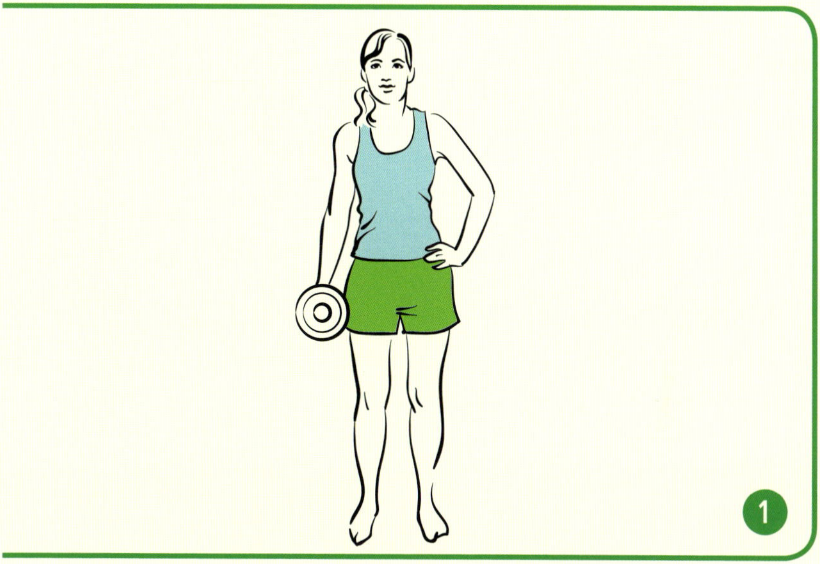
1

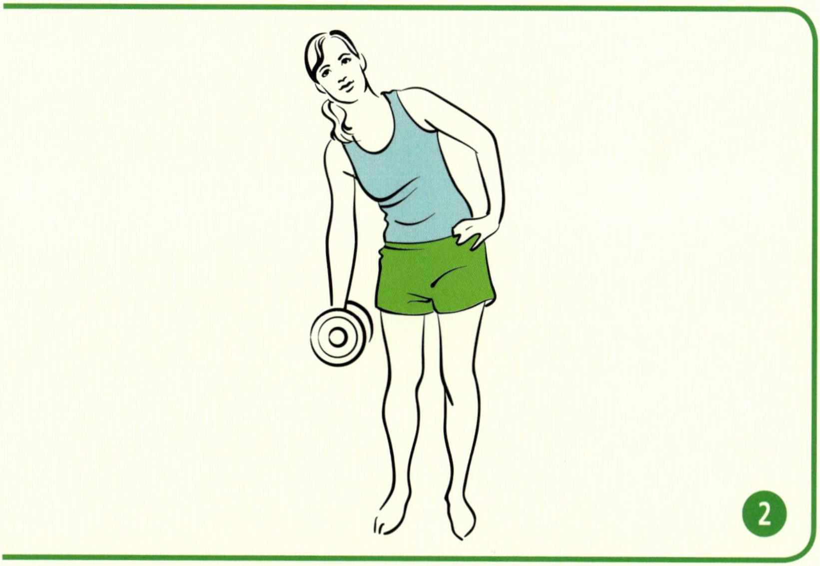
2

Schwebende Beinstreckung

Kurzinfo

Kategorie: Bauch

Muskelgruppen: untere Bauchmuskulatur, Hüftmuskulatur, Oberschenkelmuskulatur

Ausführung/Dauer: 10 Wiederholungen

Material: evtl. Gymnastikmatte

Ausgangsposition:

- auf den Boden setzen
- beide Hände neben dem Körper abstützen
- Beine leicht angewinkelt
- gerader Oberkörper

Ausführung:

Lehnen Sie sich etwas zurück und heben Sie die Beine leicht vom Boden ab. Ziehen Sie nun die Knie zur Brust und stützen sich zur Stabilisierung neben dem Po mit beiden Händen auf dem Boden ab. Halten Sie den Rücken während der Übung immer gerade. Strecken Sie die Beine wieder aus und halten Sie die Position einige Sekunden. Wiederholen Sie die Übung mehrmals.

Variante:

- Wenn Ihnen die Übung zu leicht fällt, nehmen Sie die Hände vom Boden. Dies intensiviert das Training für die unteren Bauchmuskeln und fördert das Gleichgewicht.

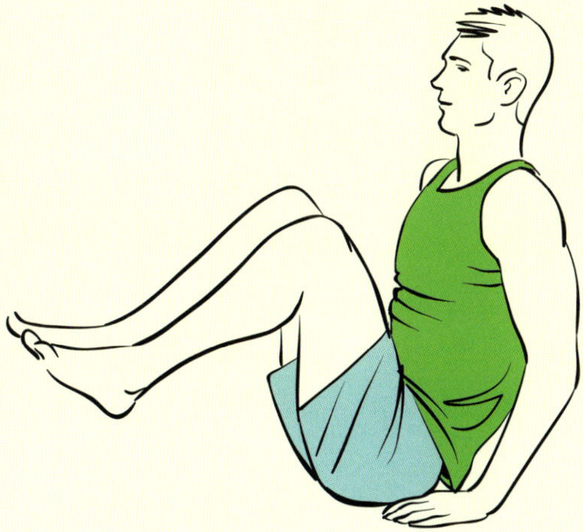

1

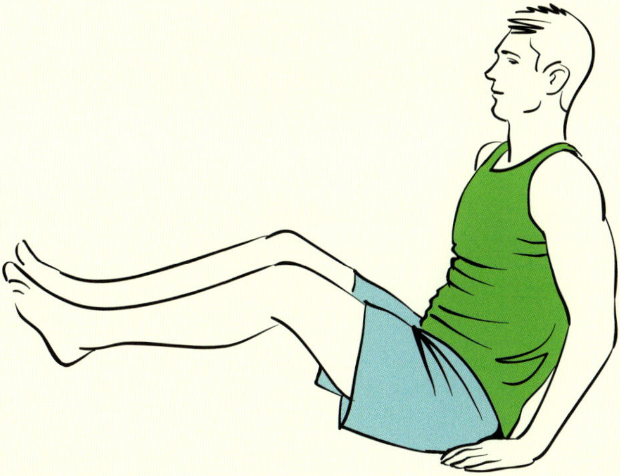

2

Gestreckte Crunches

Kurzinfo

Kategorie: Bauch

Muskelgruppen: gerade und seitliche Bauchmuskulatur

Ausführung/Dauer: 30 Wiederholungen

Material: evtl. Gymnastikmatte

Ausgangsposition:

- auf den Rücken legen
- Beine gerade ausgestreckt
- Arme am Körper anlegen

Ausführung:

Strecken Sie die Beine rechtwinklig nach oben und die Arme ebenfalls senkrecht zur Decke. Führen Sie nun, indem Sie den Oberkörper aufrichten, die Hände an den Beinen entlang nach oben, sodass die Fingerspitzen fast an die Füße heranreichen. Halten Sie kurz die Spannung und senken Sie den Oberkörper dann langsam und kontrolliert ab. Wiederholen Sie die Übung mehrmals.

Variante:

- Etwas anstrengender wird die Übung, wenn Sie gleichzeitig auch noch den Po anheben und die Beine nach oben ziehen.

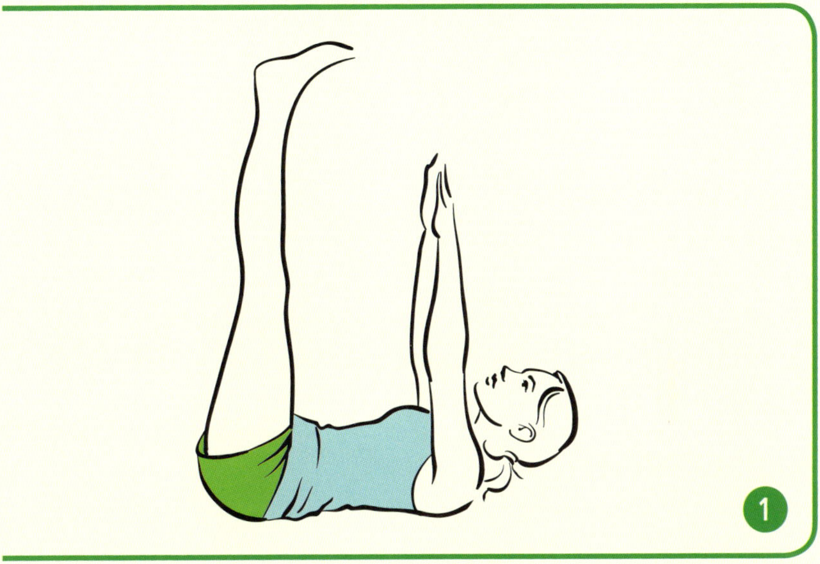
1

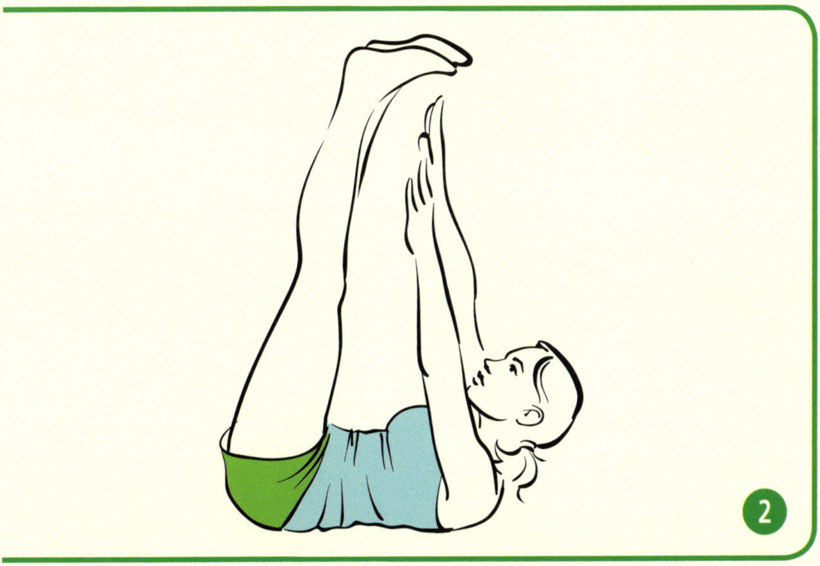
2

Abstemmen vom Kniestand

Kurzinfo

Kategorie: Bauch

Muskelgruppen: untere Bauchmuskulatur, Arm- und Oberkörpermuskulatur

Ausführung/Dauer: 30 Wiederholungen

Material: zwei stabile Stühle

Ausgangsposition:

- zwischen zwei Stühle knien

Auführung:

Stützen Sie Ihre Hände links und rechts auf einen Stuhl, sodass die nach vorn zeigenden Fingerspitzen die Vorderkante des Stuhls erreichen. Spannen Sie die Bauchmuskeln an und stützen Sie Ihr ganzes Gewicht auf die Hände, während Sie Ihren Körper ein wenig vom Boden abheben. Der Oberkörper bleibt dabei aufrecht. Halten Sie die Spannung so lange wie möglich und setzen Sie Ihren Körper langsam wieder ab. Wiederholen Sie die Übung mehrmals.

Variante:

- Ist Ihnen die Übung zu einfach, können Sie nach Anheben des Körpers zusätzlich die Beine nach vorne strecken.

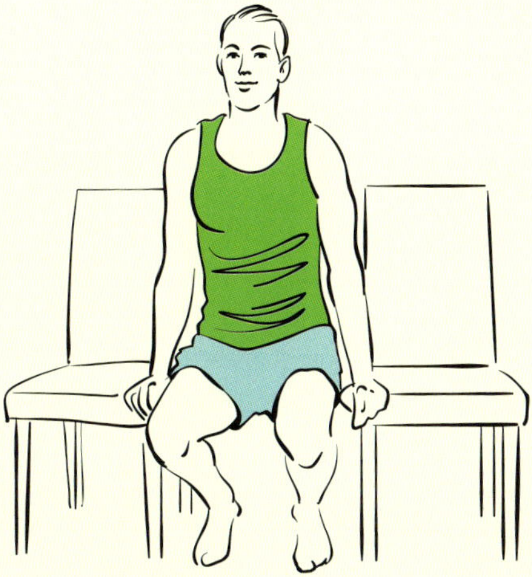

1

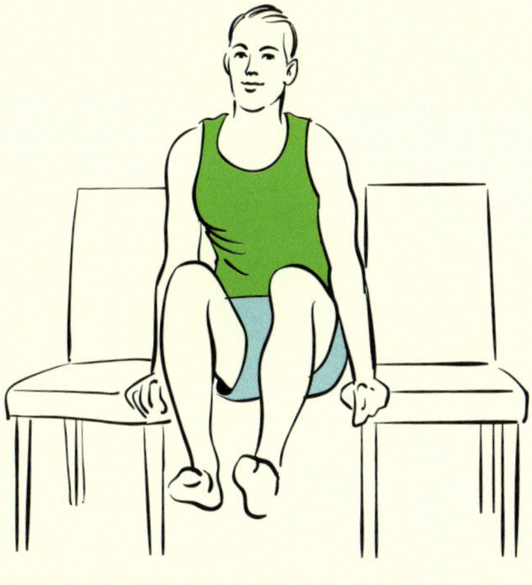

2

Brett

Kurzinfo

Kategorie: Bauch

Muskelgruppen: Brustmuskulatur, Schulter- und Rückenmuskulatur

Wiederholungen/Dauer: 10 Wiederholungen

Material: evtl. Gymnastikmatte

Ausgangsposition:

- auf dem Bauch am Boden liegend
- Beine gerade ausgestreckt
- Arme seitlich am Körper

Ausführung:

Strecken Sie die Beine aus und heben Sie Rumpf und Becken vom Boden, sodass nur noch Unterarme und Fußspitzen auf dem Boden aufliegen (Liegestütz). Achten Sie darauf, dass Kopf und Körper eine gerade Linie bilden. Die Beine befinden sich hüftbreit voneinander entfernt. Halten Sie die Spannung 60 Sekunden und legen Sie den Körper danach ab. Wiederholen Sie die Übung mehrmals.

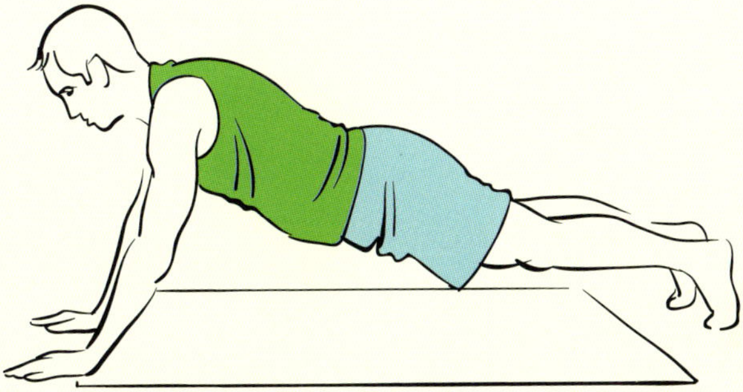

1

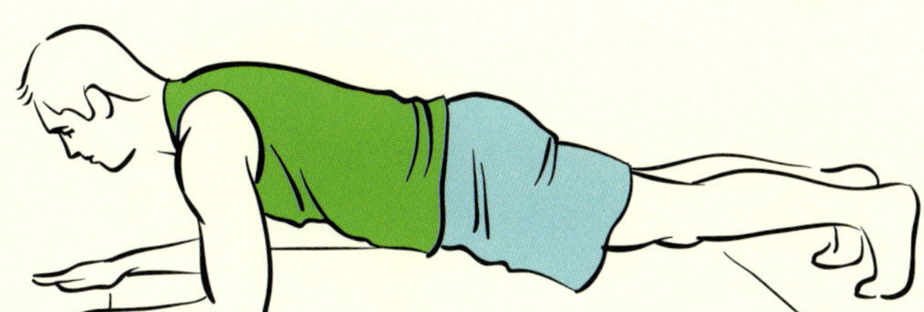

2

Umgekehrte Bauchpresse

Kurzinfo

Kategorie: Bauch

Muskelgruppen: untere Bauchmuskulatur

Ausführung/Dauer: 20 Wiederholungen

Material: evtl. Gymnastikmatte

Ausgangsposition:

- mit dem Rücken auf den Boden legen
- Beine angewinkelt
- Arme seitlich neben dem Körper am Boden

Ausführung:

Heben Sie die Knie an, sodass die Beine einen 90-Grad-Winkel bilden. Heben Sie nun die Hüfte etwas an, sodass sich die angewinkelten Knie Richtung Kopf bewegen. Schwingen Sie dabei nicht mit den Beinen nach oben, sondern achten Sie darauf, dass die Bewegung nur aus dem Bauch kommt. Am Anfang kann diese Übung ein wenig schwierig sein.

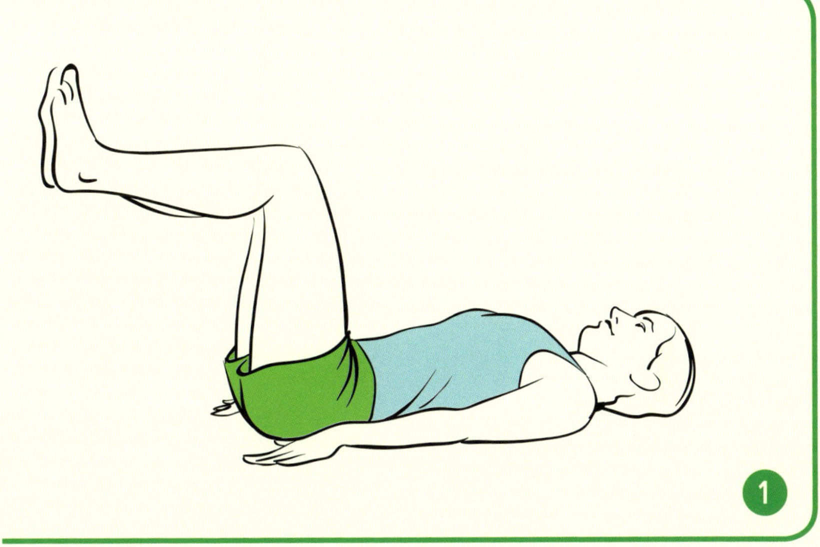
1

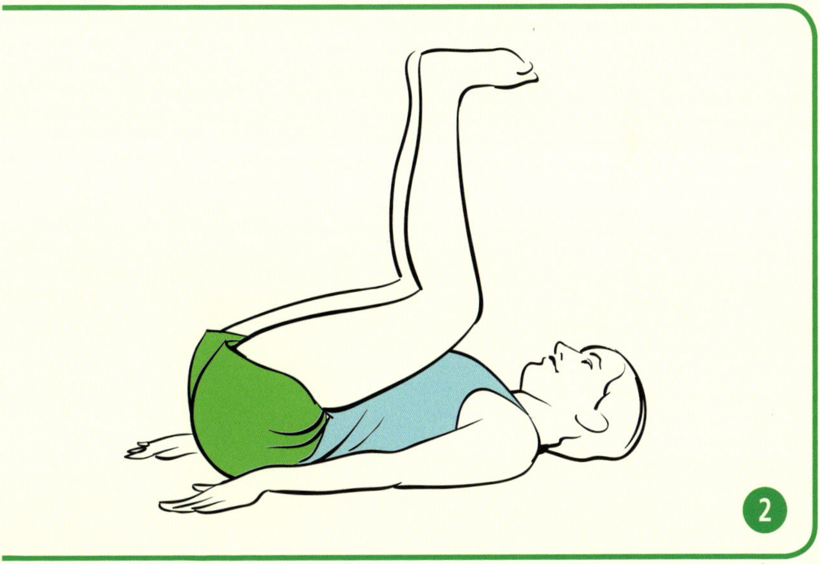
2

Seitliche Bauchpresse

Kurzinfo

Kategorie: Bauch

Muskelgruppen: seitliche Bauchmuskulatur

Ausführung/Dauer: je 15 Wiederholungen

Material: evtl. Gymnastikmatte

Ausgangsposition:

- mit dem Rücken auf den Boden legen
- Beine angewinkelt
- Arme seitlich neben dem Körper am Boden

Ausführung:

Winkeln Sie die Knie an und legen Sie Ihre Beine seitlich ab. Bleiben Sie dabei mit dem Rücken möglichst flach auf dem Boden liegen. Winkeln Sie Ihre Arme an und halten Sie Ihre Hände an die Schläfen. Heben Sie nun den Kopf und die Schultern etwas nach oben. Beachten Sie dabei, dass der Rücken gerade bleibt. Halten Sie kurz die Spannung und senken Sie die Schultern langsam wieder ab. Wiederholen Sie die Übung mehrmals und wechseln dann die Seite.

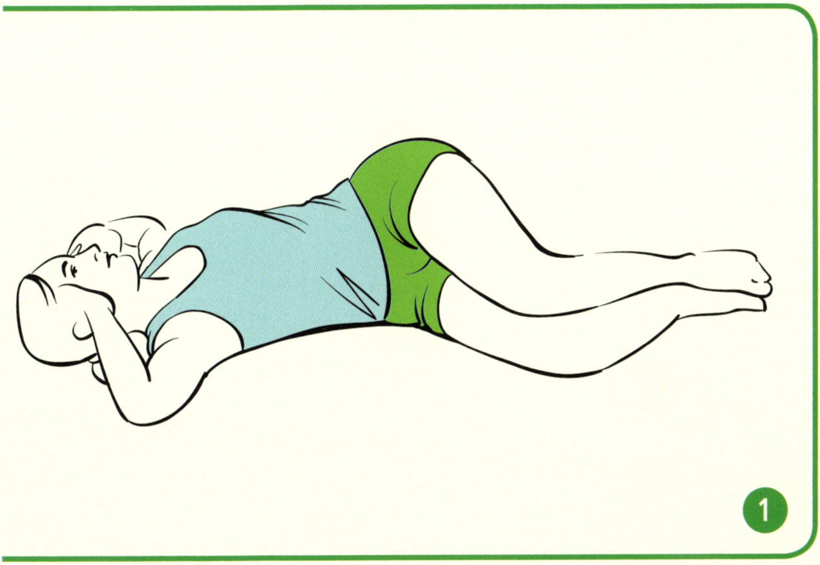
1

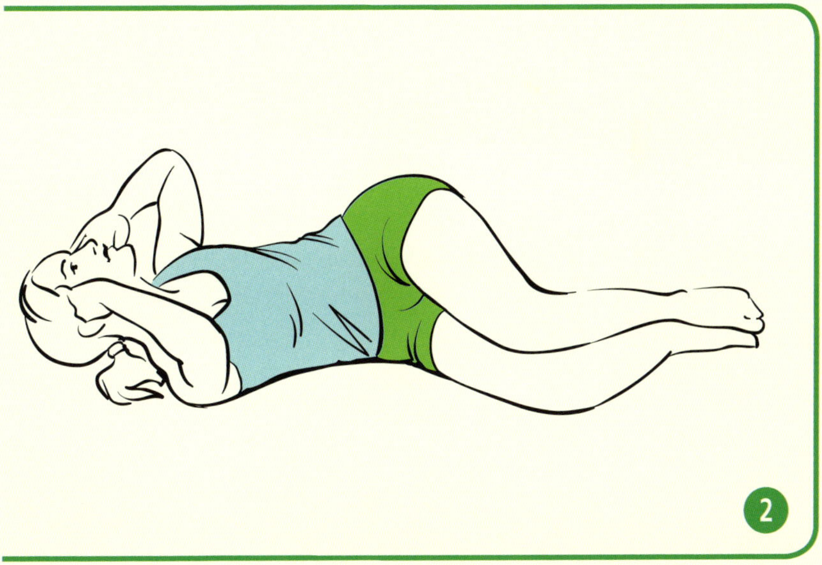
2

Curl Up

Kurzinfo

Kategorie: Bauch

Muskelgruppen: Bauchmuskulatur

Ausführung/Dauer: 20 Wiederholungen

Material: evtl. Gymnastikmatte

Ausgangsposition:

- auf den Rücken legen
- Beine angewinkelt
- Arme seitlich am Körper

Ausführung:

Legen Sie Ihre Hände unter den Hinterkopf, sodass die Ellenbogen nach außen zeigen. Rollen Sie den Kopf beim Ausatmen langsam in Richtung Brustbein und heben Sie ihn vom Boden ab. Hals und Brustwirbel folgen Wirbel für Wirbel. Gleichzeitig senken Sie die Arme in einem Bogen auf Hüfthöhe ab. Mit dem nächsten Einatmen rollen Sie den Kopf in die Ausgangsposition zurück und heben die Arme nach oben und verschränken Sie wieder hinter dem Kopf. Führen Sie die Übung in gleichmäßigen Bewegungen aus. Wiederholen Sie die Übung mehrmals.

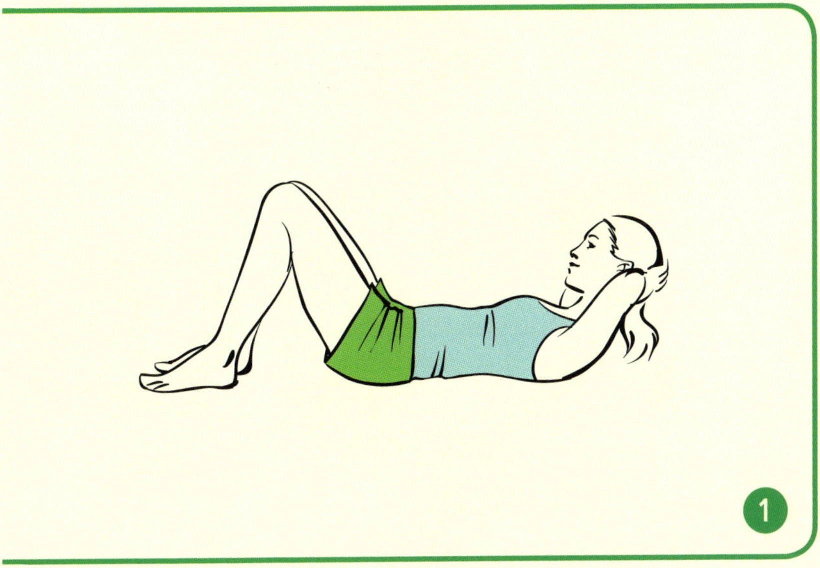
1

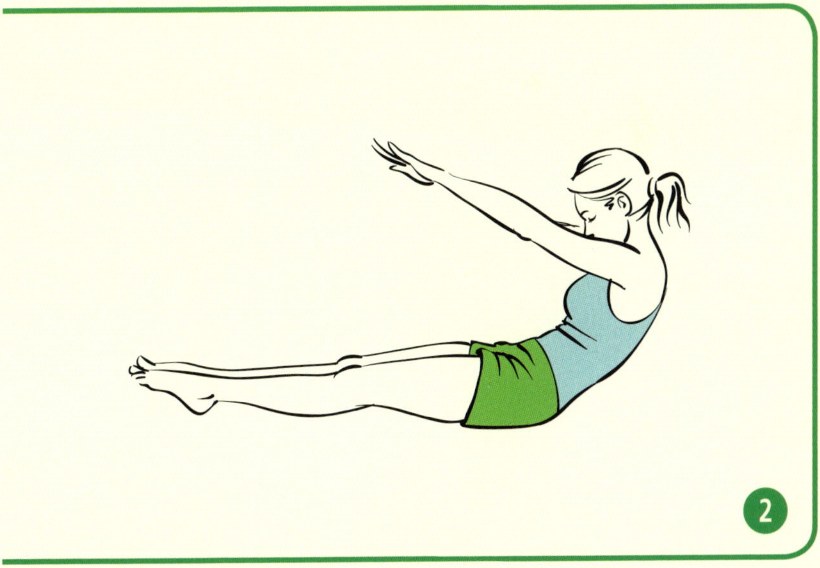
2

Single Leg Stretch

Kurzinfo

Kategorie: Bauch

Muskelgruppen: gerade Bauchmuskulatur

Ausführung/Dauer: je 10 Wiederholungen

Material: evtl. Gymnastikmatte

Ausgangsposition:

- auf den Rücken legen
- Beine gerade ausgestreckt
- Arme seitlich neben dem Körper am Boden

Ausführung:

Die Arme liegen gestreckt neben dem Körper, die Fußsohlen sind aufgestellt, sodass Ober- und Unterschenkel einen rechten Winkel bilden. Heben Sie beim Ausatmen beide Beine an und führen Sie die Knie in Richtung Brust. Umfassen Sie ein Bein unterhalb des Knies mit beiden Händen und ziehen Sie es zur Brust. Das zweite Bein strecken Sie mit gestrecktem Fuß in einem Winkel von 45 Grad nach oben. Kopf und Schultern ziehen Sie beim Einatmen in Richtung Knie. Wiederholen Sie die Übung mehrmals und wecheln dann die Seite.

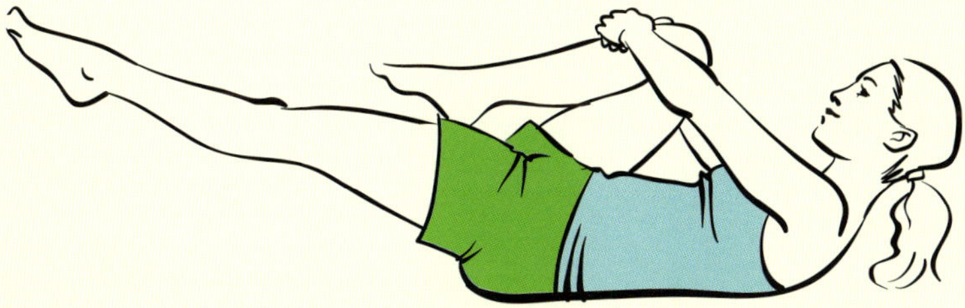
1

Hüftheben

Kurzinfo

Kategorie: Bauch

Muskelgruppen: gerade Bauchmuskulatur

Ausführung/Dauer: 20 Wiederholungen

Material: evtl. Gymnastikmatte

Ausgangsposition:

- auf den Rücken legen
- Beine gerade ausgestreckt
- Arme seitlich neben dem Körper am Boden

Ausführung:

Heben Sie Ihre Beine an und strecken Sie sie gerade nach oben. Heben Sie nun Hüfte und Po etwas vom Boden ab und schieben Sie die Beine nach oben. Beachten Sie, dass der obere Rücken auf dem Boden bleibt. Halten Sie die Position ein wenig und senken Sie die Hüfte langsam wieder ab. Lassen Sie die Beine nach oben gestreckt und wiederholen Sie die Übung mehrmals.

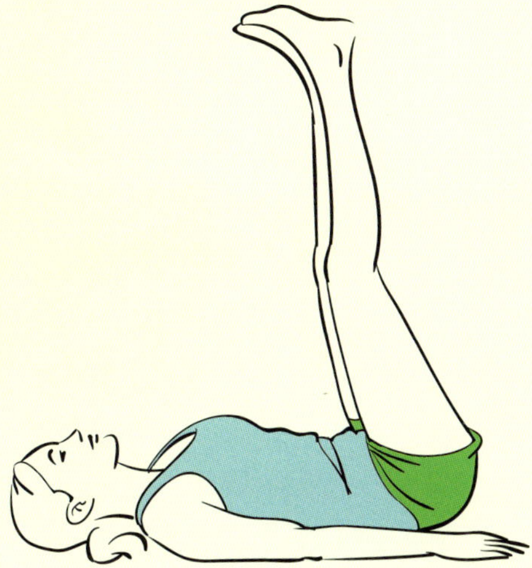

1

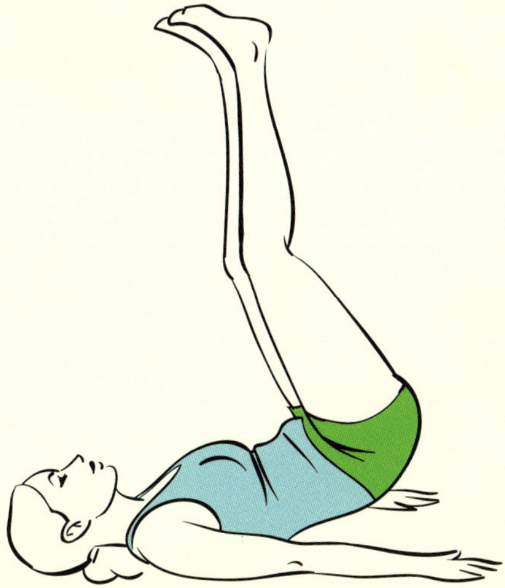

2

Arme, Schultern & Rücken

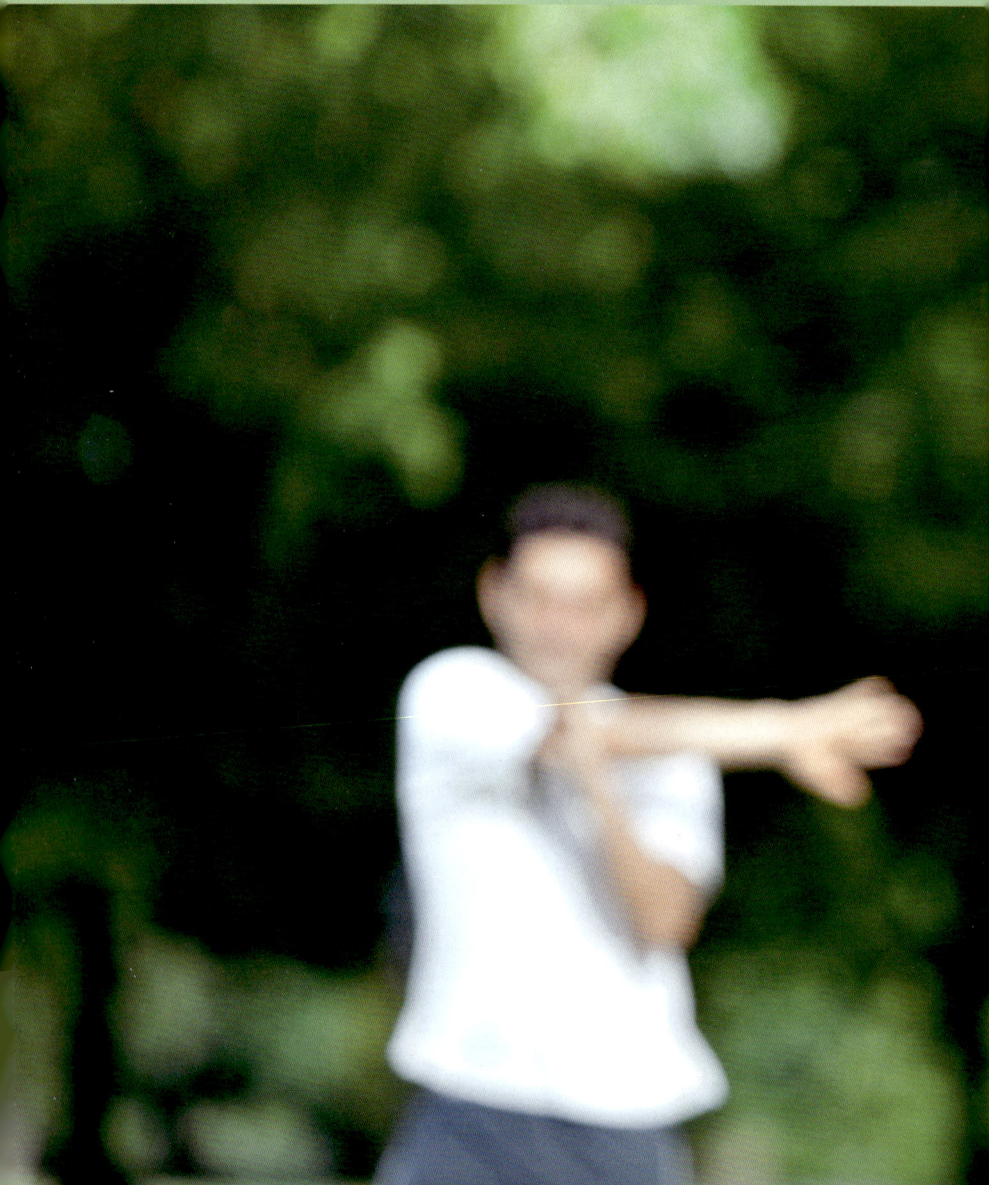

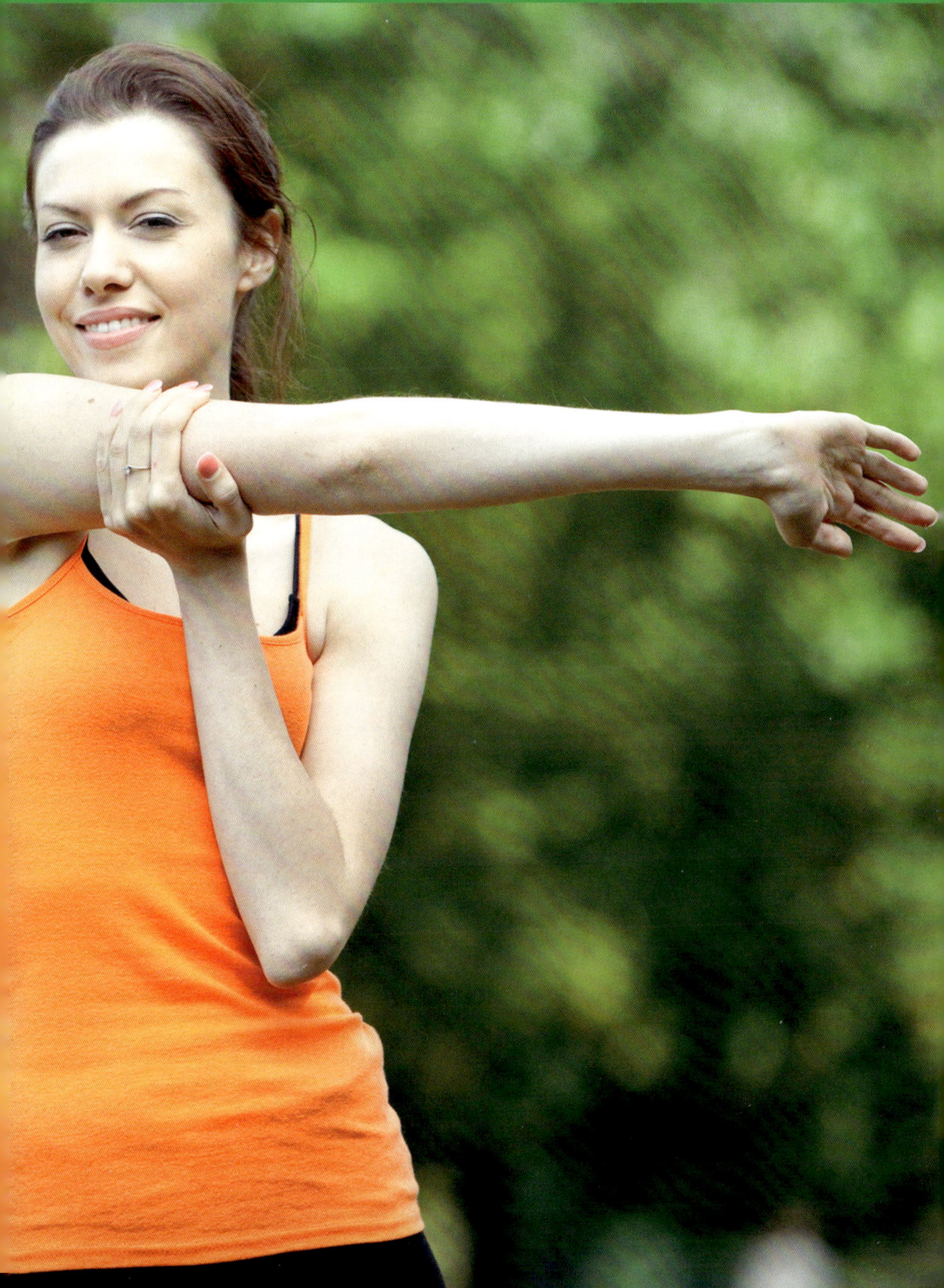

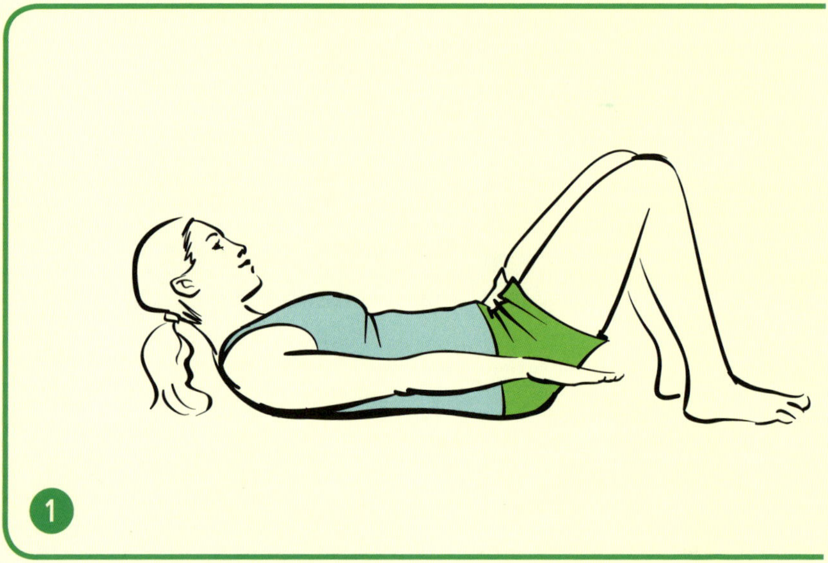
1

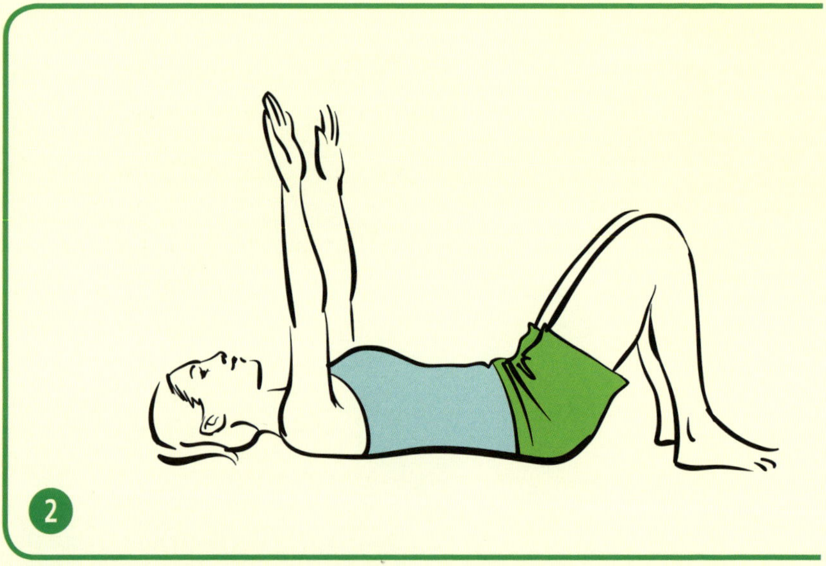
2

Pumping Arms

Kurzinfo

Kategorie: Bauch

Muskelgruppen: gerade Bauchmuskulatur, Oberarmmuskulatur

Ausführung/Dauer: 20 Wiederholungen

Material: evtl. Gymnastikmatte

Ausgangsposition:

- auf den Rücken legen
- Beine angewinkelt
- Arme seitlich neben dem Körper am Boden

Ausführung:

Die Arme liegen gestreckt neben dem Körper, die Fußsohlen sind aufgestellt, sodass Ober- und Unterschenkel einen rechten Winkel bilden. Heben Sie beide Arme zur Decke, senken Sie sie beim Ausatmen gestreckt bis auf Hüfthöhe ab und pumpen Sie mit beiden Armen etwa zehn Zentimeter über dem Boden auf und ab. Atmen Sie gleichmäßig und achten Sie darauf, dass die Arme nicht den Boden berühren. Wiederholen Sie die Übung mehrmals.

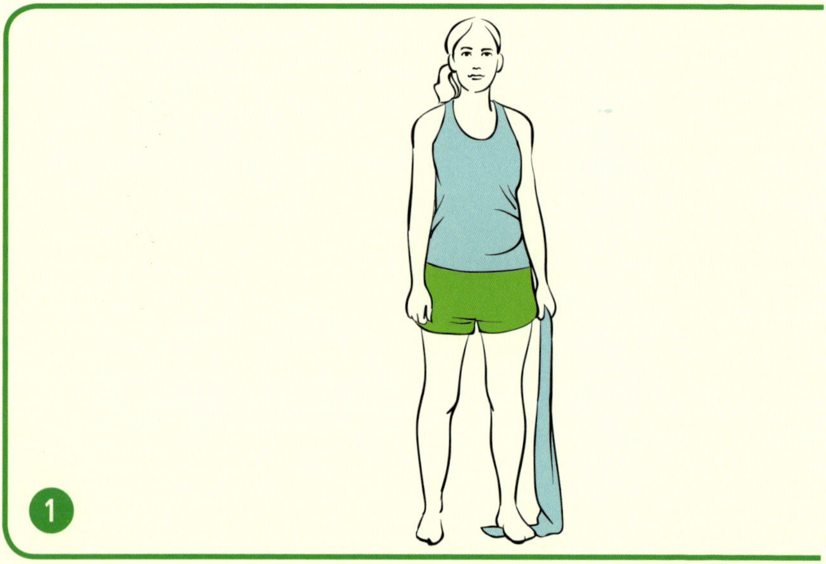
1

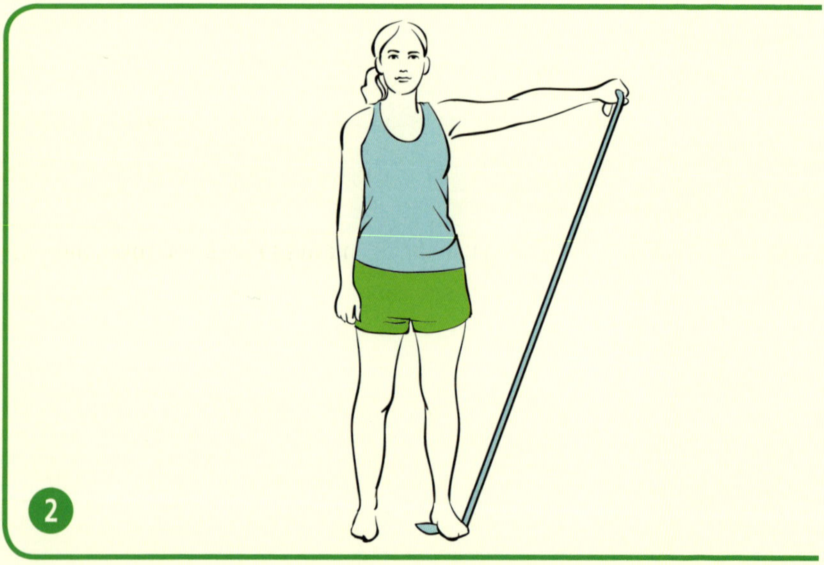
2

Schulterdehnung mit Band

Kurzinfo

Kategorie: Schultern

Muskelgruppen: Schulter- und Nackenmuskulatur

Ausführung/Dauer: je 15 Wiederholungen

Material: Gymnastikband

Ausgangsposition:

- beide Beine auf dem Boden, etwa hüftbreit voneinander entfernt
- aufrechter Oberkörper
- Arme hängen seitlich herab

Ausführung:

Nehmen Sie das eine Ende des Gymnastikbandes in die Hand und stellen Sie sich mit dem Bein der gleichen Seite auf das andere Ende des Bandes. Heben Sie nun den Arm langsam auf Schulterhöhe, halten Sie die Position ein wenig und senken Sie den Arm langsam wieder ab. Spüren Sie keinen Widerstand, fassen Sie das Gymnastikband etwas kürzer. Wiederholen Sie die Übung mehrmals und wechseln Sie dann die Seite.

Variante:

- Sie können die Übung auch mit beiden Armen gleichzeitig ausführen. Verwenden Sie dazu zwei Gymnastikbänder oder steigen Sie in die Mitte des Bandes.

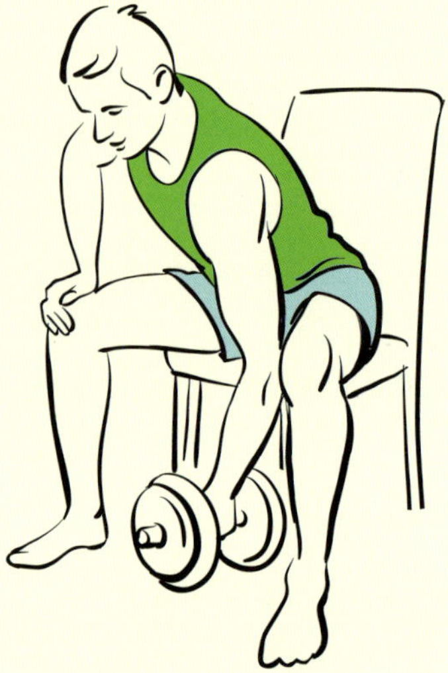

1

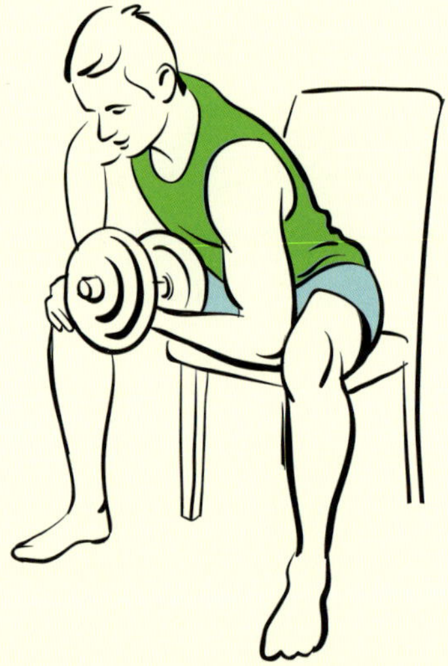

2

Oberarm-Heben

Kurzinfo

Kategorie: Arme

Muskelgruppen: Oberarmmuskulatur

Ausführung/Dauer: je 15 Wiederholungen

Material: Kurzhantel

Ausgangsposition:

- auf einen Stuhl setzen
- gerader Oberkörper
- beide Beine auf dem Boden, etwa stuhlbreit voneinander entfernt

Ausführung:

Nehmen Sie mit der linken Hand die Hantel auf, winkeln Sie den Arm leicht an und beugen Sie sich mit dem Oberkörper so weit nach vorne, bis sich der Ellenbogen auf Höhe des Knies befindet. Die Wirbelsäule soll dabei eine gerade Linie bilden. Den freien Arm stützen Sie auf dem Knie ab. Beugen Sie den Unterarm nun so weit nach ob oben, bis er mit den beiden Knien eine Linie bildet. Halten Sie die Position ein wenig und senken Sie den Unterarm langsam wieder ab. Wiederholen Sie die Übung mehrmals und wechseln Sie dann die Seite.

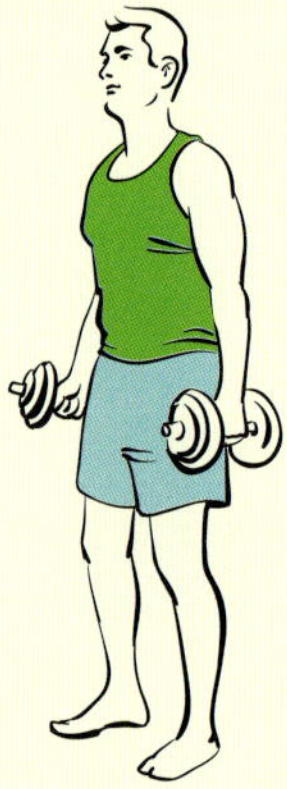

1

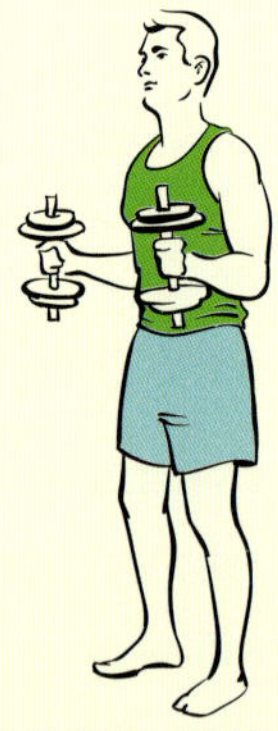

2

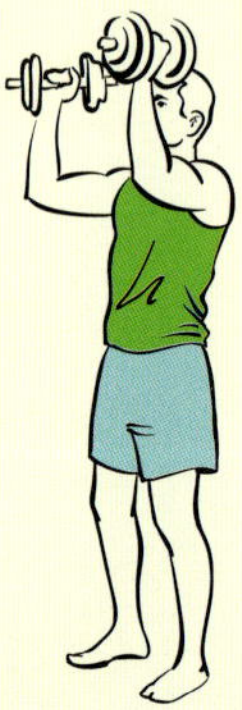

3

Bizeps-Heben

Kurzinfo

Kategorie: Arme, Schultern & Rücken

Muskelgruppen: Oberarm-, Schulter-, Brust- und Nackenmuskulatur

Ausführung/Dauer: 20 Wiederholungen

Material: Kurzhantel

Ausgangsposition:

- beide Beine auf dem Boden, etwa hüftbreit voneinander entfernt
- gerader Oberkörper
- Arme hängen seitlich herab

Ausführung:

Nehmen Sie in jede Hand eine Kurzhantel und halten Sie die Arme leicht gebeugt. Heben Sie nun den Unterarm so weit an, bis er mit dem Oberarm einen 90-Grad-Winkel bildet. Der Oberarm bleibt dabei unbewegt, die Bewegung erfolgt nur aus dem Unterarm. Beugen Sie nun den Oberarm, bis der Unterarm senkrecht nach oben zeigt. Dabei bleibt der Unterarm unbewegt, die Bewegung erfolgt nun ausschließlich aus dem Oberarm. Halten Sie die Position ein wenig und senken dann Ihren Arm in der umgekehrten Reihenfolge wieder zurück in die Ausgangsposition. Wiederholen Sie die Übung mehrmals.

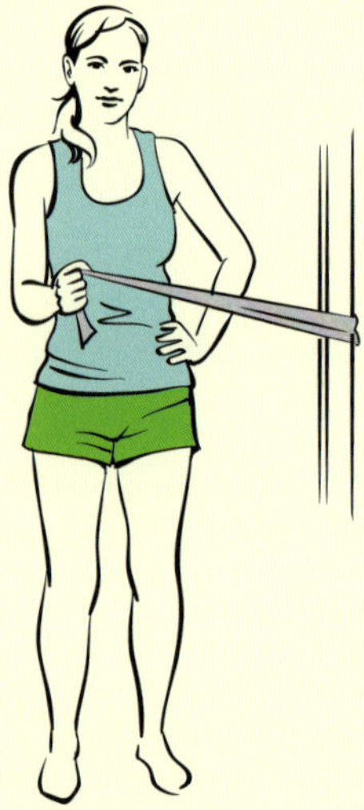

1

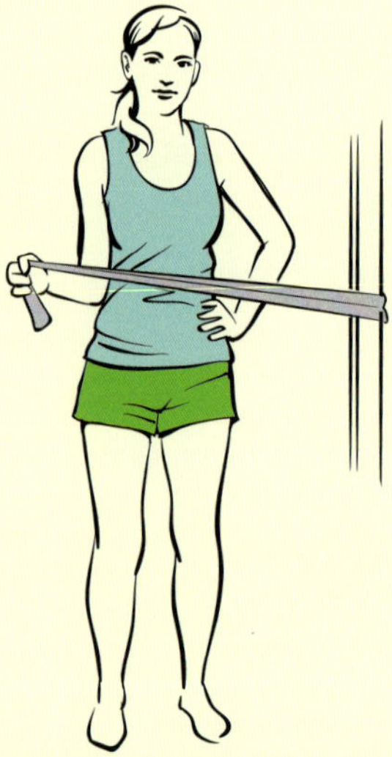

2

Schulterstreckung

Kurzinfo

Kategorie: Schulter

Muskelgruppen: Schultermuskulatur

Ausführung/Dauer: je 20 Wiederholungen

Material: Gymnastikband

Ausgangsposition:

- beide Beine auf dem Boden, etwa hüftbreit voneinander entfernt

Ausführung:

Befestigen Sie das Gymnastikband in Hüfthöhe an einer Türklinke oder einem anderen festen Gegenstand. Stellen Sie sich parallel zum Gymnastikband und fassen Sie das Band mit der Hand, die der Türklinge abgewandt ist. Der Arm soll dabei einen 90-Grad-Winkel bilden und der Oberarm fest am Oberkörper anliegen. Die freie Hand stemmen Sie in die Hüfte. Drehen Sie den Unterarm gegen den Widerstand des Bandes nach außen. Achten Sie darauf, dass die Bewegung nur aus dem Unterarm und der Hand kommt. Halten Sie die Position ein wenig und bringen Sie den Unterarm langsam zurück in die Ausgangsposition. Wiederholen Sie die Übung mehrmals und wechseln Sie dann die Seite.

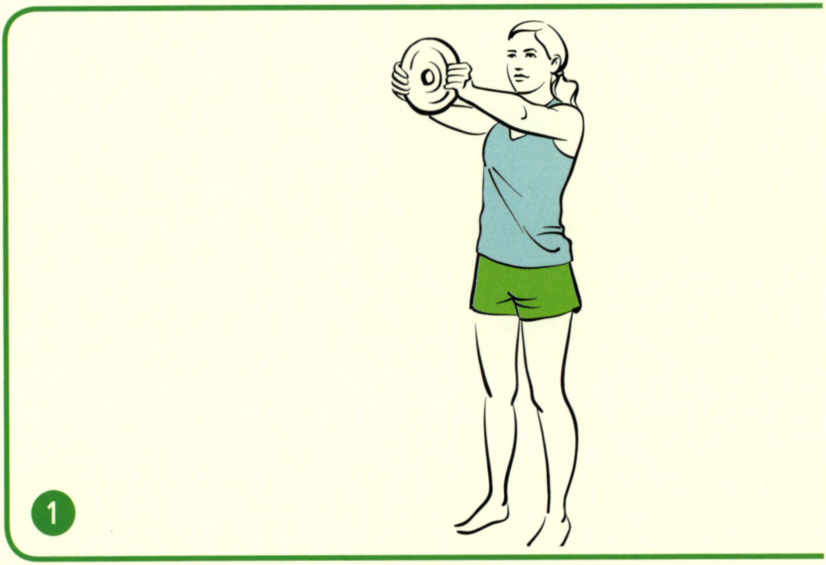
1

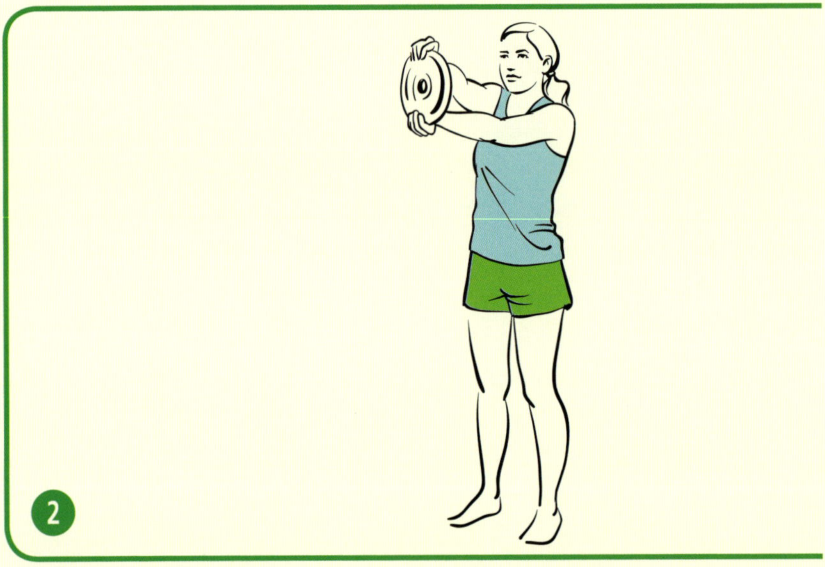
2

Frontdrehung

Kurzinfo

Kategorie: Schulter

Muskelgruppen: Schultermuskulatur, Oberarm- und Nackenmuskulatur

Ausführung/Dauer: 30 Wiederholungen

Material: Gewichtsscheibe oder Kurzhantel

Ausgangsposition:

- beide Beine auf dem Boden, etwa hüftbreit voneinander entfernt
- gerader Oberkörper
- Arme hängen seitlich herab

Ausführung:

Fassen Sie die Gewichtsscheibe mit beiden Händen und halten Sie die Scheibe mit ausgestreckten Armen auf Brusthöhe. Beugen Sie die Ellenbogen dabei nicht vollständig durch. Drehen Sie die Scheibe nun so, dass sich eine Hand oben und die andere Hand unten an der Scheibe befindet. Halten Sie die Position ein wenig und drehen Sie die Scheibe zurück in die Ausgangsposition. Drehen Sie die Scheibe nun in die entgegengesetzte Richtung. Achten Sie darauf, dass der Oberkörper aufrecht und ruhig bleibt. Die Bewegung soll nur aus dem vorderen Schulterbereich kommen. Wiederholen Sie die Übung mehrmals.

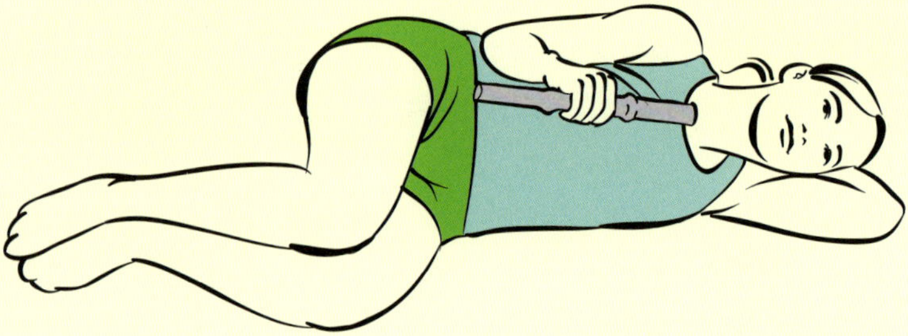

1

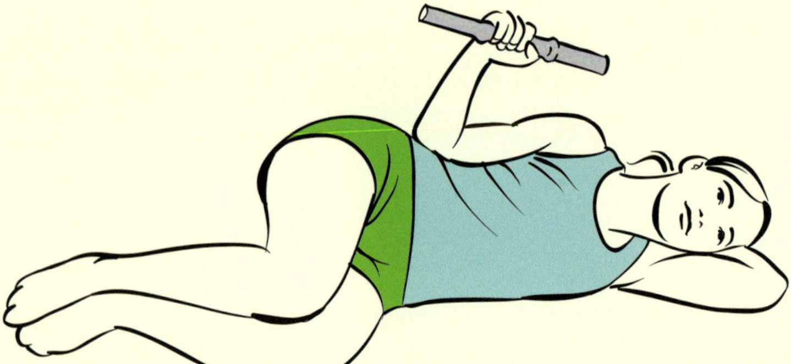

2

Schulterrotation

Kurzinfo

Kategorie: Schulter

Muskelgruppen: Schultermuskulatur

Ausführung/Dauer: je 30 Wiederholungen

Material: Kurzhantel, evtl. Gymnastikmatte

Ausgangsposition:

- seitlich auf den Boden legen
- Beine anwinkeln
- unterer Arm gebeugt unter dem Kopf
- gerader Oberkörper

Ausführung:

Fassen Sie mit der freien Hand die Hantel. Legen Sie den Oberarm seitlich auf dem Oberkörper ab und winkeln Sie den Unterarm im 90-Grad-Winkel an. Die Handflächen zeigen dabei nach unten. Heben Sie den Unterarm nun um 45 Grad nach oben, der Oberarm bleibt dabei auf dem Körper liegen. Achten Sie darauf, dass die Bewegung nur aus dem vorderen Schulterbereich kommt. Bringen Sie den Unterarm langsam wieder in die Ausgangsposition zurück. Wiederholen Sie die Übung mehrmals und wechseln Sie dann die Seite.

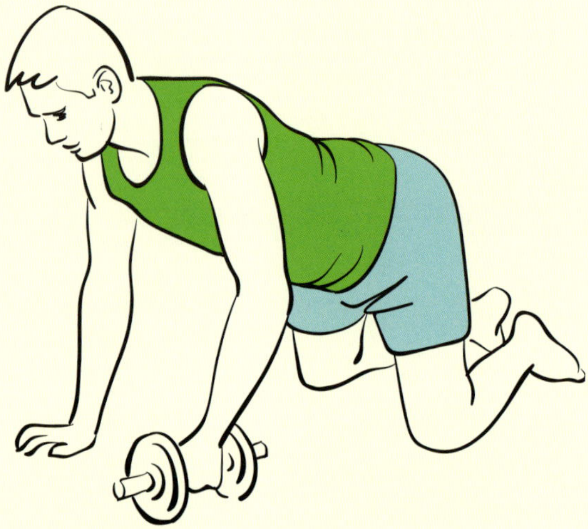

1

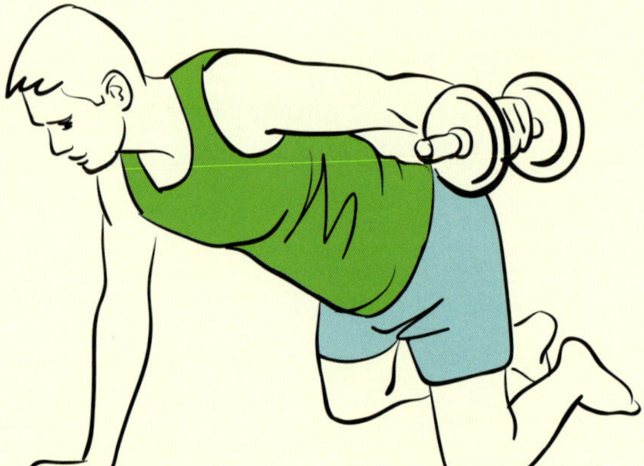

2

Seitliche Schulterstreckung

Kurzinfo

Kategorie: Schulter & Rücken

Muskelgruppen: Schulter-, Nacken- und obere Rückenmuskulatur, Oberarmmuskulatur

Ausführung/Dauer: je 15 Wiederholungen

Material: Kurzhanteln, evtl. Gymnastikmatte

Ausgangsposition:

- auf dem Boden knien
- Knie etwa hüftbreit voneinander entfernt
- Hände und Arme auf Schulterhöhe auf dem Boden abstützen
- gerader Oberkörper

Ausführung:

Fassen Sie mit der linken Hand die Hantel und halten Sie den Ellenbogen leicht gebeugt. Heben Sie nun den Arm seitlich nach außen, jedoch nicht höher als Schulterhöhe. Die Handfläche zeigt dabei nach unten. Achten Sie darauf, dass die Wirbelsäule eine gerade Linie bildet und nicht ins Hohlkreuz geht. Bringen Sie den Arm langsam wieder in die Ausgangsposition zurück. Wiederholen Sie die Übung mehrmals und wechseln Sie dann die Seite

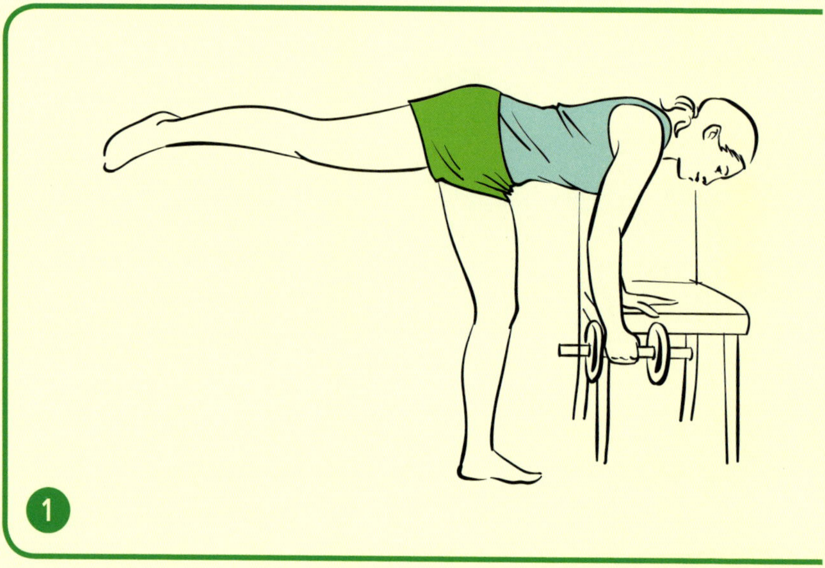
1

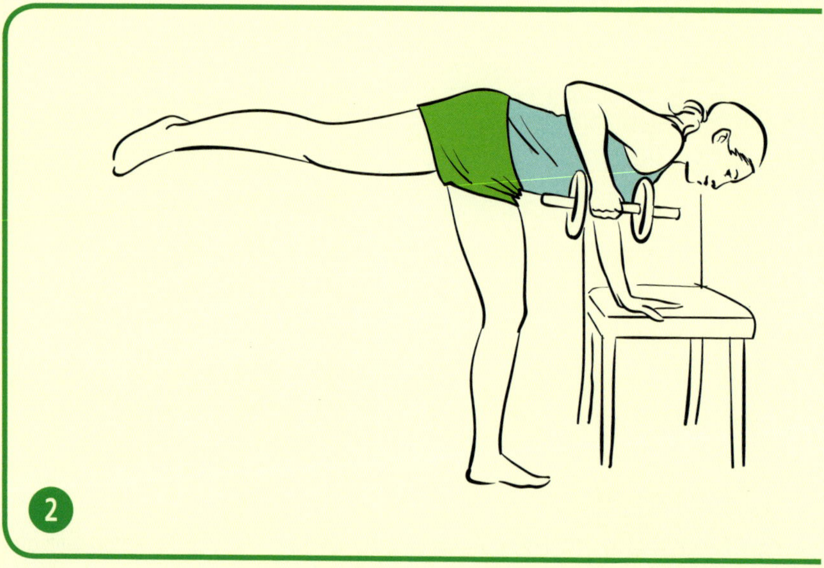
2

Vorgebeugte Schulterstreckung

Kurzinfo

Kategorie: Schulter & Rücken

Muskelgruppen: Schulter-, Nacken- und Rückenmuskulatur, Oberarmmuskulatur

Ausführung/Dauer: je 15 Wiederholungen

Material: Kurzhantel, Stuhl

Ausgangsposition:

- beide Beine auf dem Boden, etwa hüftbreit voneinander entfernt
- Knie leicht angewinkelt
- gerader Oberkörper

Ausführung:

Stellen Sie sich seitlich zu einem Stuhl oder einem anderen hüfthohen stabilen Gegenstand. Fassen Sie mit der dem Stuhl abgewandten Seite die Hantel. Beugen Sie sich nun mit dem Oberkörper nach vorne und heben Sie gleichzeitig das äußere gestreckte Bein an. Ihr Körper soll vom Kopf bis zu den Zehenspitzen eine gerade Linie bilden. Um das Gleichgewicht besser halten zu können, stützen Sie sich mit der freien Hand auf der Stuhlfläche ab. Die Hand mit der Hantel zeigt zum Boden, wobei der Ellenbogen leicht gebeugt ist. Ziehen Sie nun den Ellenbogen langsam nach oben, bis die Hantel auf Körperhöhe ist. Halten Sie die Position ein wenig und führen Sie den Arm dann wieder in die Ausgangsposition zurück. Der Oberkörper sowie das Bein bleiben dabei unbewegt. Wiederholen Sie die Übung mehrmals und wechseln Sie dann die Seite.

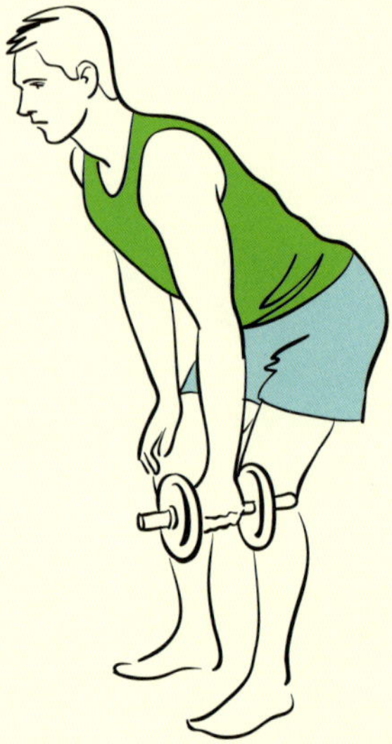

1

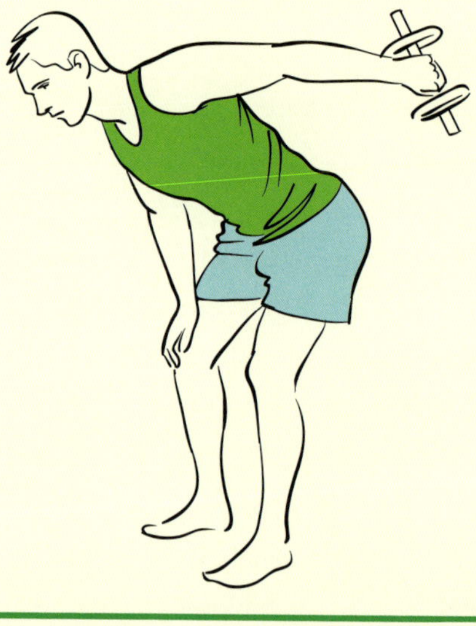

2

Schulterstreckung rückwärts

Kurzinfo

Kategorie: Rücken

Muskelgruppen: mittlere Rückenmuskulatur, Schulter- und Oberarmmuskulatur

Ausführung/Dauer: je 15 Wiederholungen

Material: Kurzhantel

Ausgangsposition:

- beide Beine auf dem Boden, etwa hüftbreit voneinander entfernt
- Knie leicht angewinkelt
- gerader Oberkörper

Ausführung:

Fassen Sie mit der linken Hand die Hantel und beugen Sie sich mit dem Oberkörper um 45 Grad nach vorne. Stützen Sie sich mit der freien Hand auf dem Knie ab. Achten Sie darauf, dass die Wirbelsäule gerade bleibt. Der Arm mit der Hantel hängt gerade zum Boden, wobei der Ellenbogen etwas angewinkelt ist. Die Handflächen zeigen nach innen. Heben Sie den Arm nun langsam so weit nach hinten, dass der parallel zum Boden ist. Halten Sie die Position ein wenig und führen Sie den Arm wieder in die Ausgangsposition zurück. Die Bewegung soll nur aus dem Arm kommen, der Oberkörper bleibt unbewegt. Wiederholen Sie die Übung mehrmals und wechseln Sie dann die Seite.

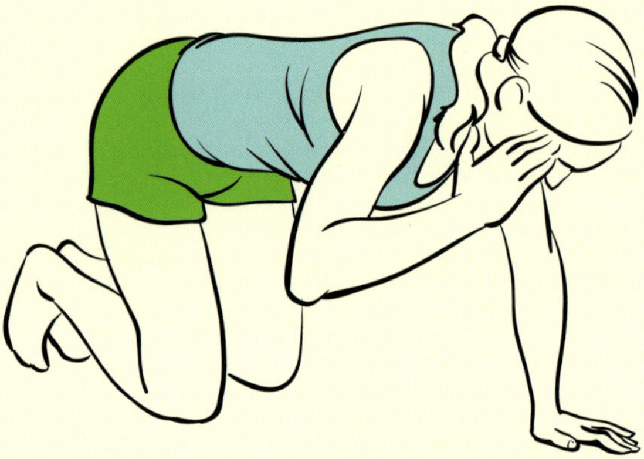

1

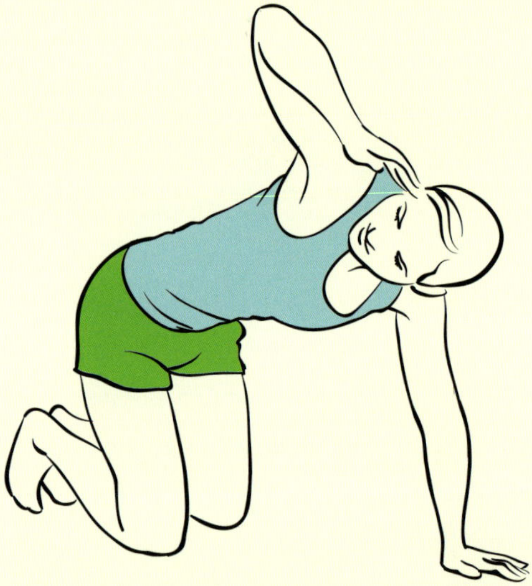

2

Kniende Schuterstreckung

Kurzinfo

Kategorie: Rücken

Muskelgruppen: untere Rückenmuskulatur, Schulter- und Nackenmuskulatur

Ausführung/Dauer: je 20 Wiederholungen

Material: evtl. Gymnastikmatte

Ausgangsposition:

- auf dem Boden knien
- Knie und Beine etwa fußbreit voneinander entfernt
- Hände und Arme auf Schulterhöhe auf dem Boden abstützen
- gerader Oberkörper

Ausführung:

Winkeln Sie einen Arm an und legen Sie die Fingerspitzen an die Schläfen. Der Ellenbogen zeigt dabei nach außen. Heben Sie nun den Ellenbogen langsam so weit wie möglich nach oben. Die Drehung erfolgt dabei aus dem gesamten Oberkörper. Drehen Sie die Bewegung nun um und führen Sie den Ellenbogen wieder nach unten. Diesmal so weit, dass er beinahe den anderen Arm berührt. Wiederholen Sie die Übung mehrmals und wechseln Sie dann die Seite.

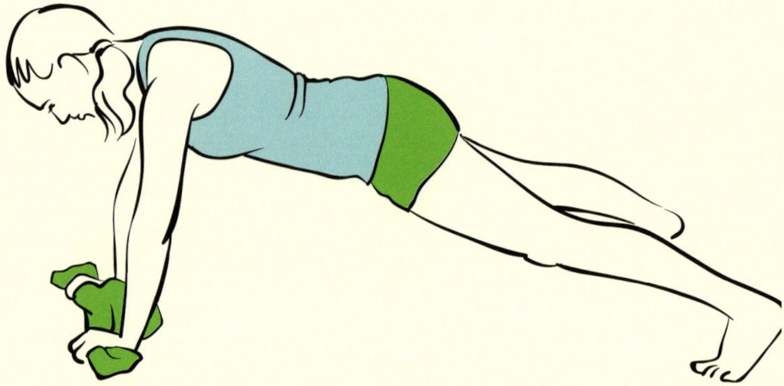

1

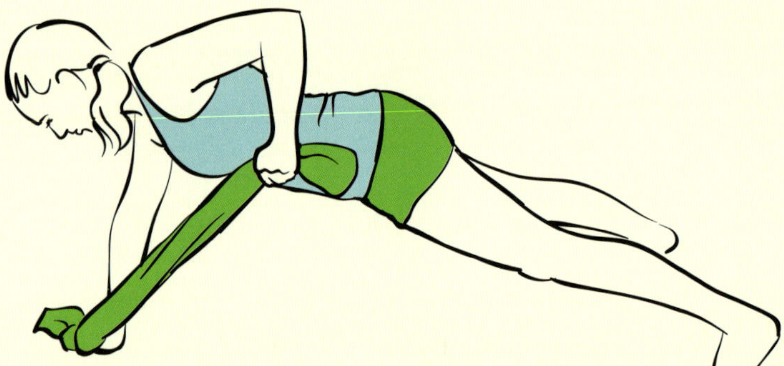

2

Seitziehen

Kurzinfo

Kategorie: Arme, Schulter & Rücken

Muskelgruppen: Oberarmmuskulatur, Brust- und Schultermuskulatur, Nacken- und mittlere Rückenmuskulatur

Ausführung/Dauer: je 15 Wiederholungen

Material: Handtuch oder Gymnastikband

Ausgangsposition:

- auf dem Boden knien
- Beine etwa hüftbreit voneinander entfernt
- Hände und Arme auf Schulterhöhe auf dem Boden abstützen
- gerader Oberkörper

Ausführung:

Fassen Sie das Handtuch oder Gymnastikband an beiden Enden. Halten Sie die Hände dabei schulterbreit, das Band sollte in dieser Position leicht gespannt sein. Heben Sie nun die Knie vom Boden und stützen Sie sich nur noch mit den Zehenspitzen am Boden ab (Liegestütz). Achten Sie darauf, dass die Wirbelsäule eine gerade Linie bildet und nicht ins Hohlkreuz geht. Heben Sie nun die linke Hand vom Boden weg und verlagern Sie Ihr Gewicht auf die rechte Hand. Ziehen Sie die linke Hand gegen den Widerstand des Bandes am Körper nach oben. Halten Sie die Position ein wenig und führen Sie den Arm dann wieder in die Ausgangsposition zurück. Achten Sie darauf, dass die Bewegung nur aus dem Arm kommt. Der Oberkörper bleibt dabei unbewegt. Wiederholen Sie die Übung mehrmals und wechseln Sie dann die Seite.

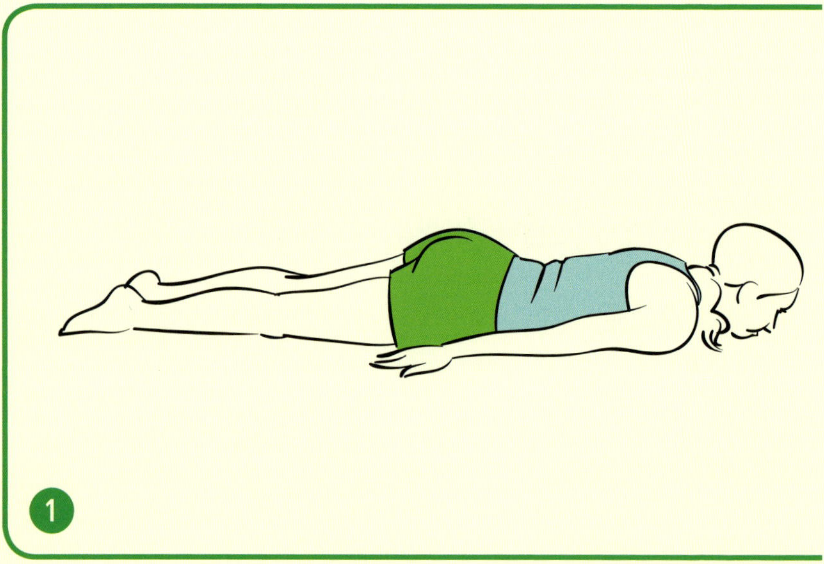
1

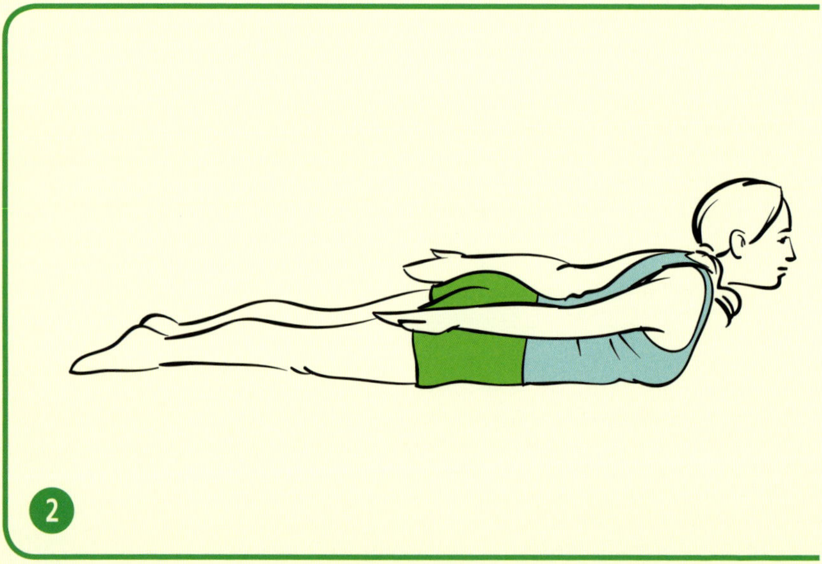
2

Kobra

Kurzinfo

Kategorie: Rücken

Muskelgruppen: untere Rückenmuskulatur, Gesäßmuskulatur, Bauch- und Oberschenkelmuskulatur

Ausführung/Dauer: 20 Wiederholungen

Material: evtl. Gymnastikmatte

Ausgangsposition:

- auf dem Bauch am Boden liegend
- Beine gerade ausgestreckt
- Arme seitlich am Körper

Ausführung:

Spannen Sie Ihren Körper an und heben Sie langsam Oberkörper und Arme etwas vom Boden ab. Achten Sie darauf, nicht zu sehr ins Hohlkreuz zu gehen. Wiederholen Sie die Übung mehrmals.

Koordination & Balance

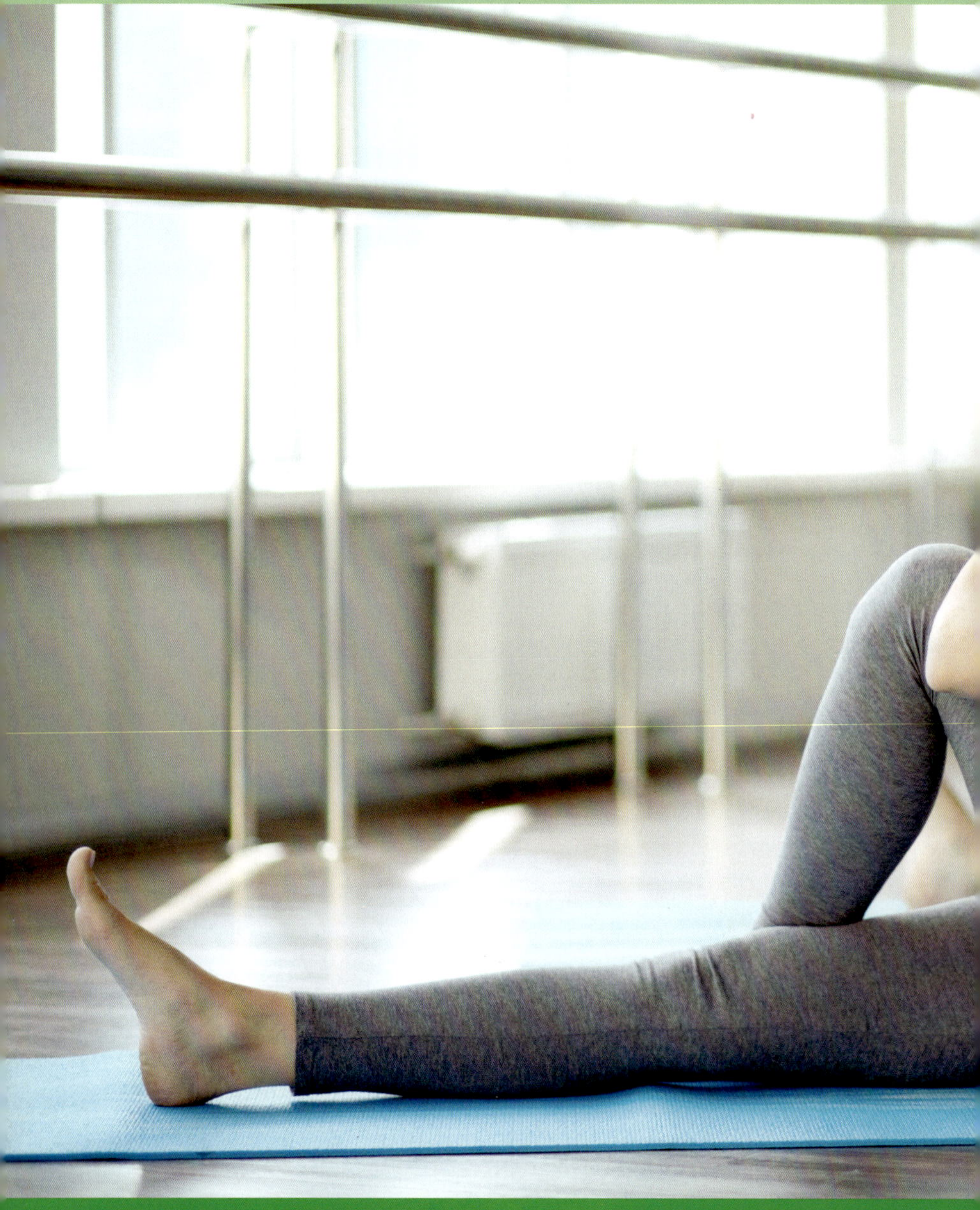

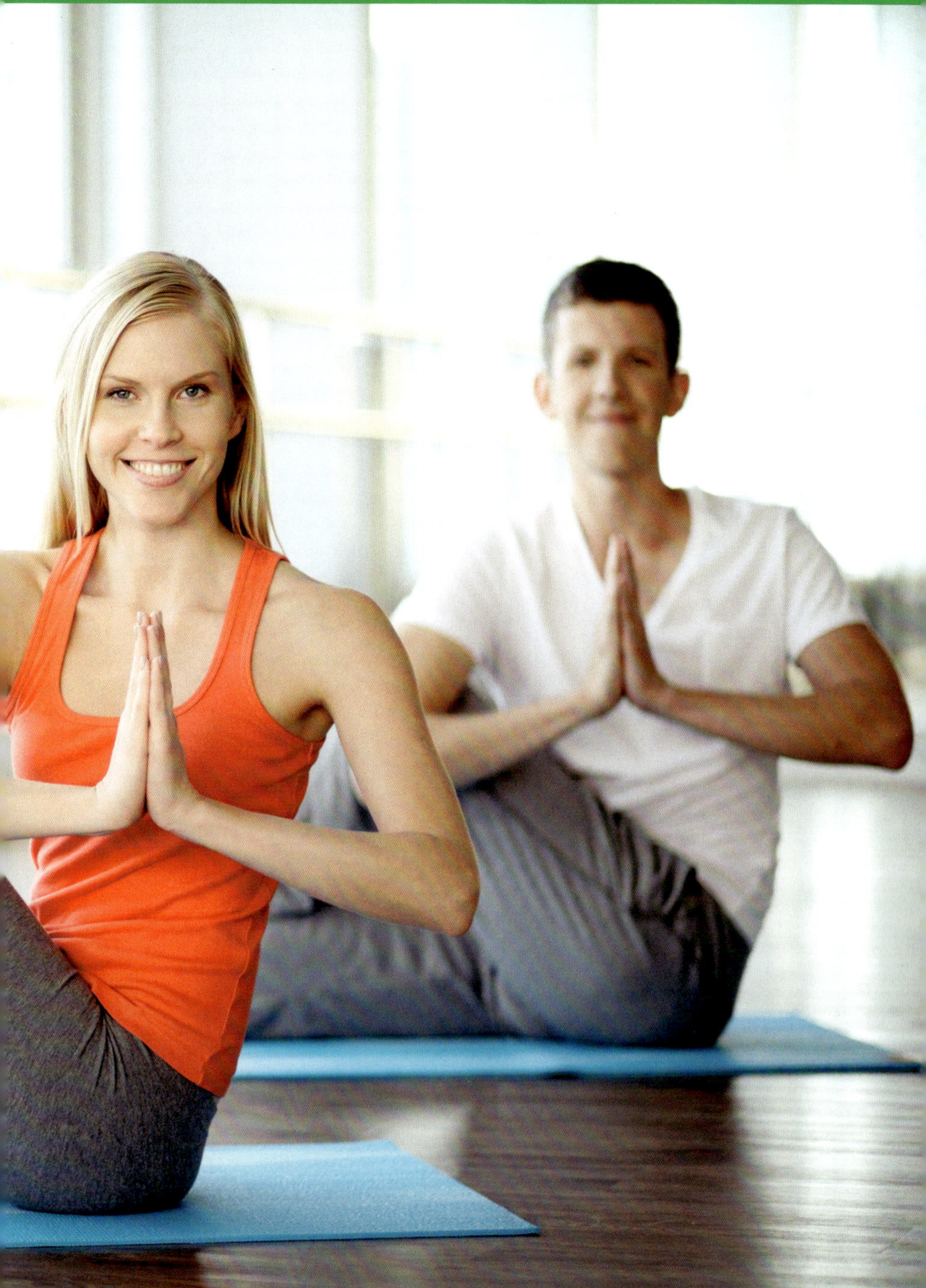

Der Baum – Vrksasana

Kurzinfo

Kategorie: Balance

Muskelgruppen: Bein- und Hüftmuskulatur

Ausführung/Dauer: 30 Sekunden

Material: keines

Ausgangsposition:

- beide Beine am Boden, etwa hüftbreit voneinander entfernt

Ausführung:

Stellen Sie sich aufrecht hin und winkeln Sie ein Bein an. Legen Sie die Fußsohle innen an den anderen Oberschenkel. Anfänger können den Fuß auch innen ans Knie legen. Strecken Sie die Arme nach oben. Halten Sie die Arme in dieser Position oder legen Sie die Handflächen aneinander. Halten Sie den Baum für drei bis fünf Atemzüge. Wechseln Sie anschließend die Seite.

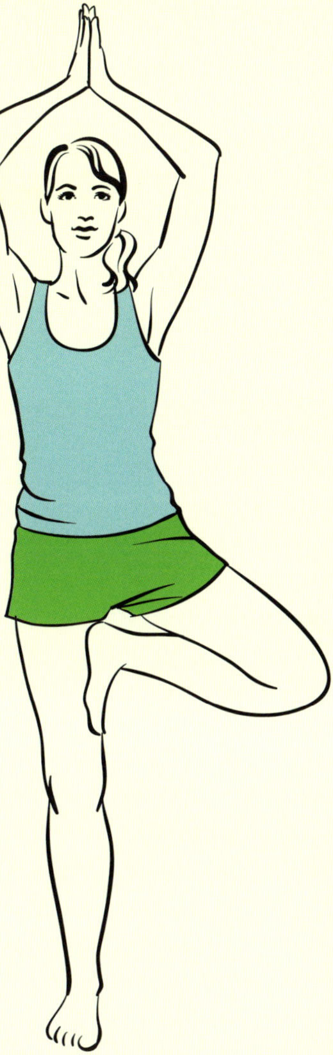
1

Die Waage – Viravadrasana

Kurzinfo

Kategorie: Balance

Muskelgruppen: Oberschenkelmuskulatur

Ausführung/Dauer: 30 Sekunden

Material: keines

Ausgangsposition:

- beide Beine am Boden, etwa hüftbreit voneinander entfernt

Ausführung:

Stellen Sie sich aufrecht hin. Die Arme hängen locker nach unten. Beugen Sie Ihren Oberkörper langsam nach vorne und strecken Sie gleichzeitig das rechte Bein nach hinten aus. Bein und Oberkörper bilden eine Linie. Strecken Sie die Arme entweder nach vorne oder zur Seite aus und halten Sie die Balance. Atmen Sie einige Male und gehen Sie mit dem Einatmen aus der Position zurück in die Ausgangsstellung. Wiederholen Sie die Übung mit der anderen Seite.

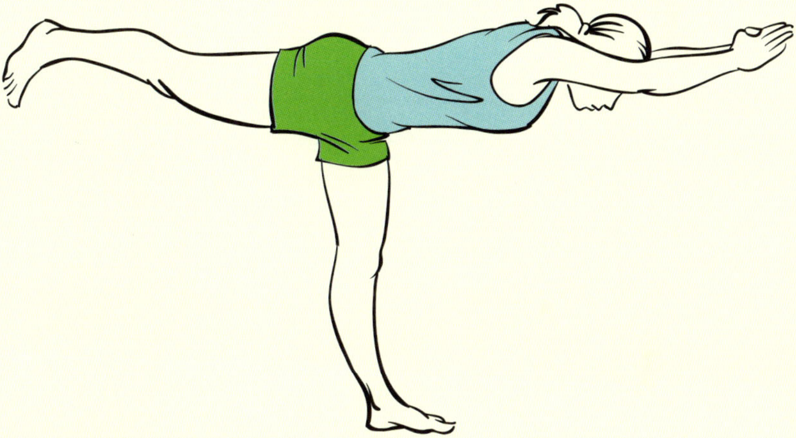

1

Der Tänzer – Nataraja

Kurzinfo

Kategorie: Balance

Muskelgruppen: Oberschenkelmuskulatur, untere Rückenmuskulatur

Ausführung/Dauer: 30 Sekunden

Material: keines

Ausgangsposition:

- beide Beine am Boden, etwa hüftbreit voneinander entfernt

Ausführung:

Stellen Sie sich aufrecht hin. Die Arme hängen locker nach unten. Beugen Sie Ihren Oberkörper leicht nach vorne, winkeln Sie das Knie an und führen Sie die Ferse zum Po. Umfassen Sie mit der rechten Hand den rechten Knöchel und heben Sie das Bein an, bis der Oberschenkel parallel zum Boden ist. Beugen Sie Ihren Oberkörper dabei langsam nach vorne und drehen Sie die Schulter etwas nach außen. Für ein besseres Gleichgewicht strecken Sie den linken Arm nach vorne aus. Halten Sie die Position ein wenig und führen Sie das Bein in die Ausgangsposition zurück. Wiederholen Sie die Übung mit der anderen Seite.

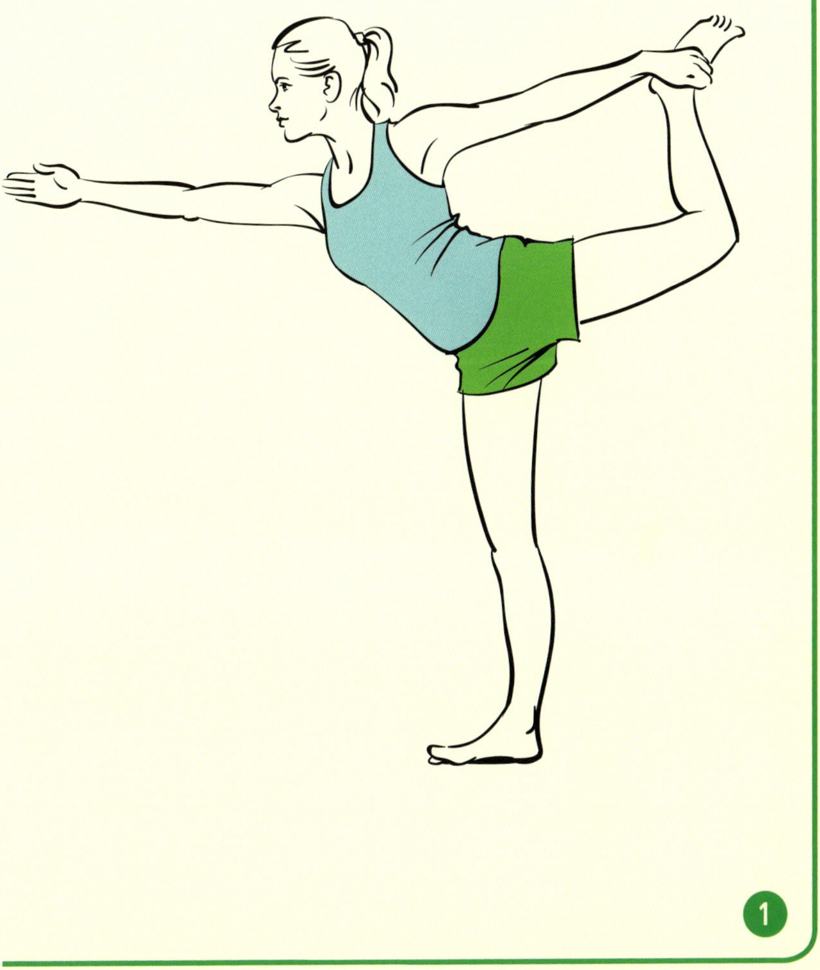
1

Das Boot – Navasana

Kurzinfo

Kategorie: Balance

Muskelgruppen: Rücken- und Bauchmuskulatur

Ausführung/Dauer: 30 Sekunden

Material: evtl. Gymnastikmatte

Ausgangsposition:

- ausgestreckt auf den Rücken legen
- Beine gerade ausgestreckt
- Arme seitlich am Körper

Ausführung:

Heben Sie gleichzeitig Arme und Oberkörper an. Die Fingerspitzen zeigen dabei in Richtung der Füße. Die Beine werden nun in gestreckter Position einige Zentimeter über den Boden gehoben und zum Körper angezogen. Halten Sie die Position 30 Sekunden lang und atmen Sie dabei normal weiter. Kehren Sie langsam in die Ausgangsposition zurück und wiederholen Sie die Übung mehrmals.

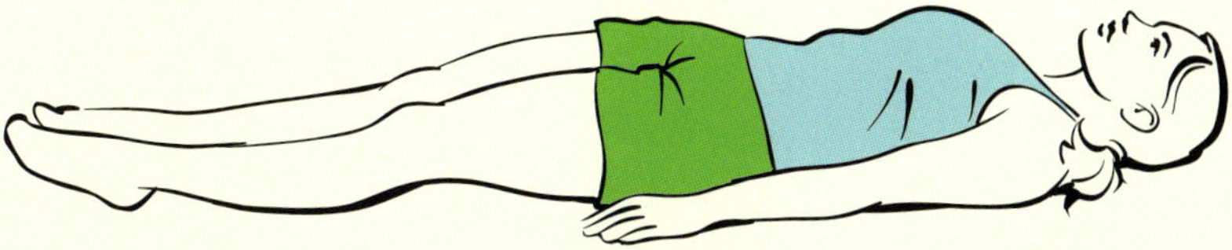

1

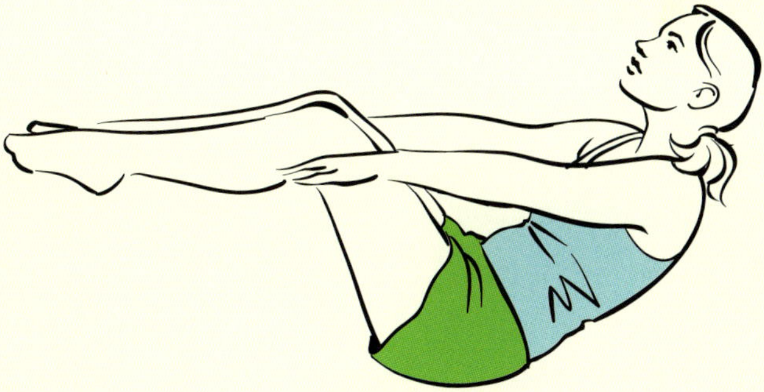

2

Balance mit Gewichten

Kurzinfo

Kategorie: Koordination

Muskelgruppen: Schulter-, Nacken- und Rückenmuskulatur, Oberarmmuskulatur

Ausführung/Dauer: 20 Wiederholungen

Material: Kurzhantel

Ausgangsposition:

- beide Beine auf dem Boden, etwa hüftbreit voneinander entfernt
- Knie leicht angewinkelt
- gerader Oberkörper

Ausführung:

Fassen Sie mit jeder Hand eine Hantel. Beugen Sie sich nun mit dem Oberkörper nach vorne und strecken Sie gleichzeitig ein Bein gerade nach hinten aus. Ihr Körper soll vom Kopf bis zu den Zehenspitzen eine gerade Linie bilden. Die Arme zeigen zum Boden, wobei die Ellenbogen leicht gebeugt sind. Ziehen Sie nun die Ellenbogen gleichzeitig langsam nach oben, bis die Hanteln auf Körperhöhe sind. Halten Sie die Position ein wenig und führen Sie die Arme dann wieder in die Ausgangsposition zurück. Der Oberkörper sowie das Bein bleiben dabei unbewegt. Wiederholen Sie die Übung mehrmals und wechseln Sie dabei regelmäßig das Standbein.

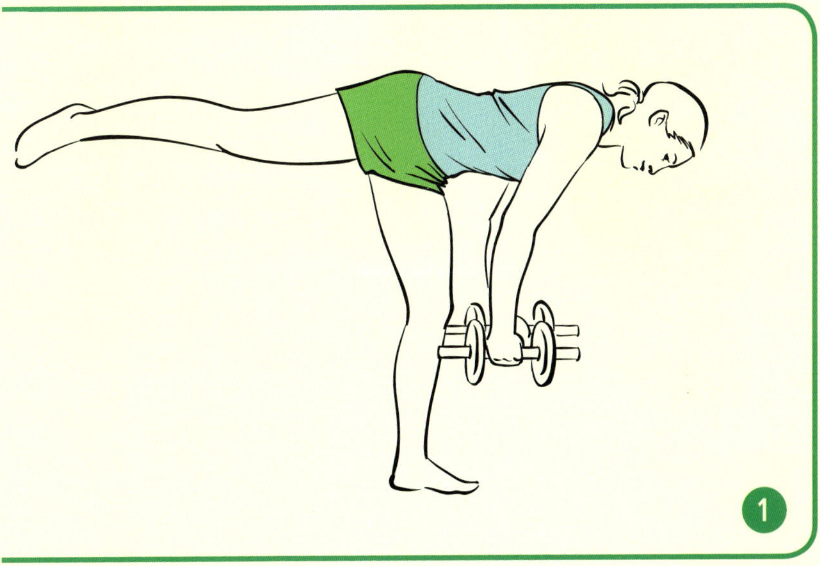
1

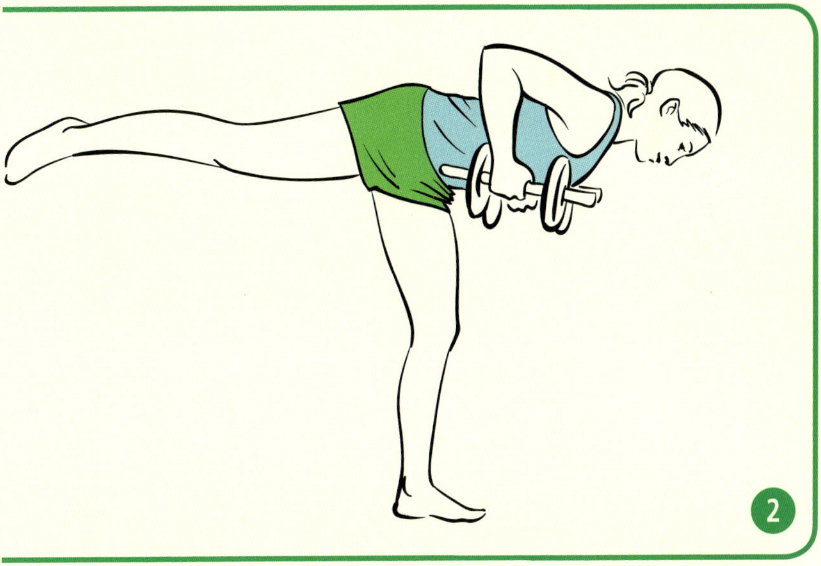
2

Einbeinige Balance

Kurzinfo

Kategorie: Koordination

Muskelgruppen: untere Rückenmuskulatur, Gesäß- und Oberschenkelmuskulatur

Ausführung/Dauer: je 20 Wiederholungen

Material: keines

Ausgangsposition:

- beide Beine auf dem Boden, etwa fußbreit voneinander entfernt
- gerader Oberkörper
- Arme hängen seitlich am Körper

Ausführung:

Heben Sie das linke Bein leicht vom Boden ab, strecken Sie es ein wenig nach hinten und berühren Sie mit den Zehenspitzen den Boden. Beugen Sie sich mit dem Oberkörper langsam so weit nach vorne, bis Sie mit den Fingern der ausgestreckten linken Hand den Boden berühren. Strecken Sie gleichzeitig das ausgestreckte linke Bein gerade nach hinten aus. Halten Sie die Position ein wenig und kehren Sie dann langsam in die Ausgangsposition zurück. Setzen Sie den linken Fuß nicht auf dem Boden auf, sondern wiederholen Sie die Übung mehrmals und wechseln Sie dann die Seite.

Variante:

- Für ein intensiveres Training können Sie am gestreckten Bein Gewichtsmanschetten anlegen.

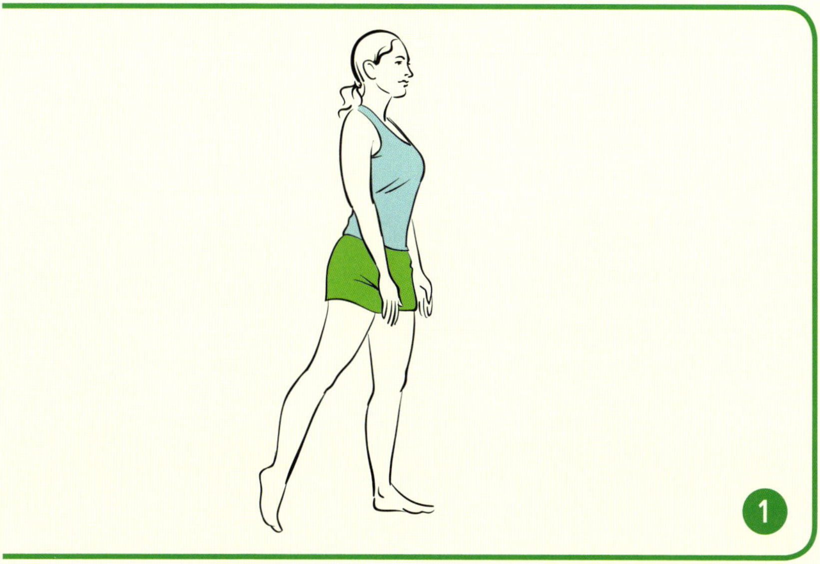
1

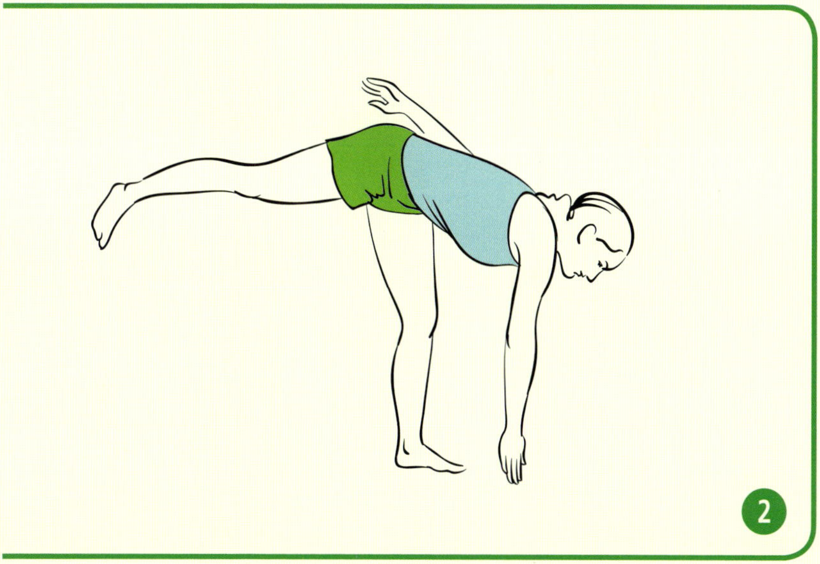
2

Herz-Kreislauf-Training & Ausdauer

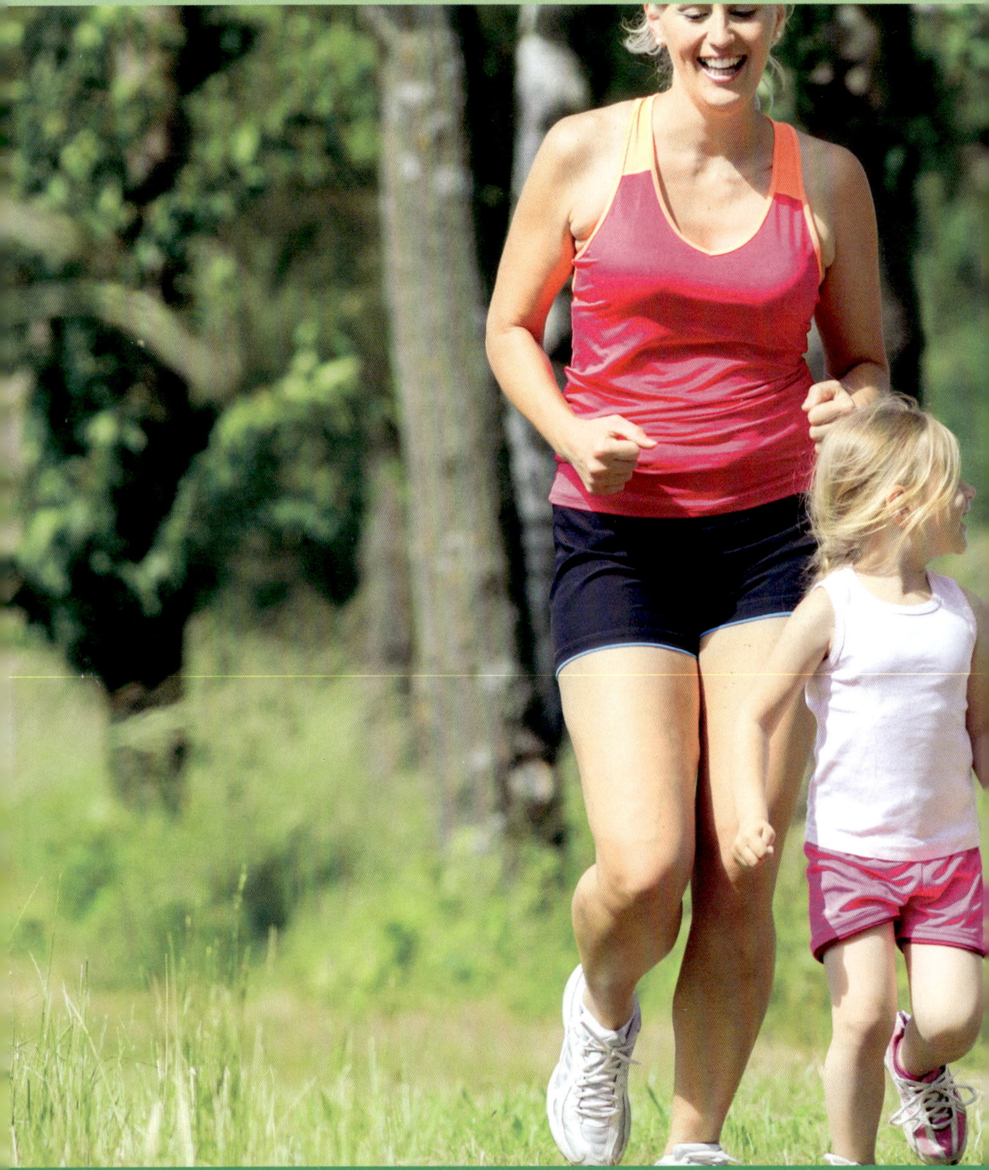

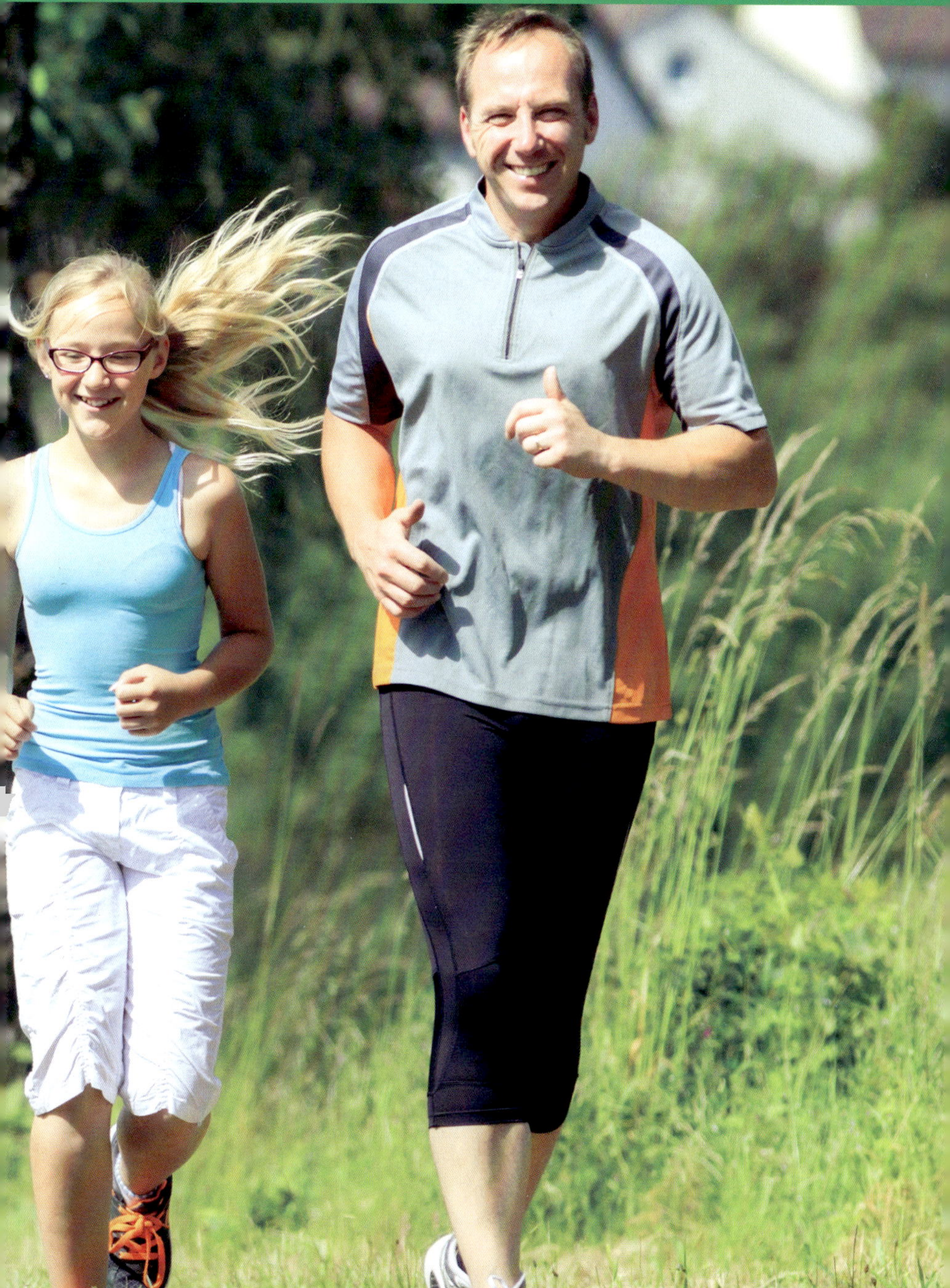

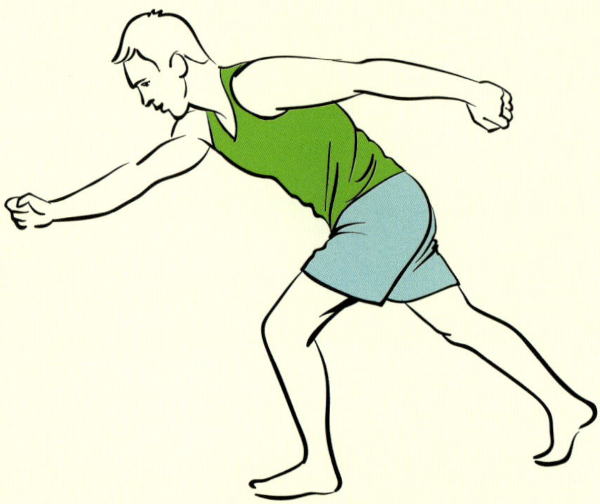

1

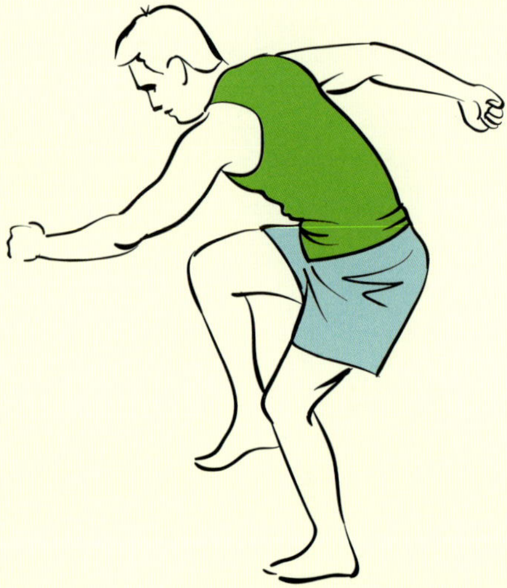

2

Knielift

Kurzinfo

Kategorie: Herz-Kreislauf-Training

Muskelgruppen: Gesäß- und Oberschenkelmuskulatur

Ausführung/Dauer: 2 Minuten

Material: keines

Ausgangsposition:

- beide Beine auf dem Boden, etwa hüftbreit voneinander entfernt
- gerader Oberkörper

Ausführung:

Beugen Sie Ihre Knie leicht durch und strecken Sie das linke Bein nach hinten aus. Beugen Sie Ihren Oberkörper leicht nach vorne und strecken Sie den linken Arm nach vorne und den rechten Arm nach hinten. Ziehen Sie nun das ausgestreckte Bein an den Oberkörper heran. Gleichzeitig bewegen Sie den rechten Arm nach vorne und den linken Arm nach hinten. Kehren Sie sofort wieder in die Ausgangsposition zurück und wiederholen Sie die Übung in fließenden, schnellen Bewegungen. Wechseln Sie anschließend die Seite.

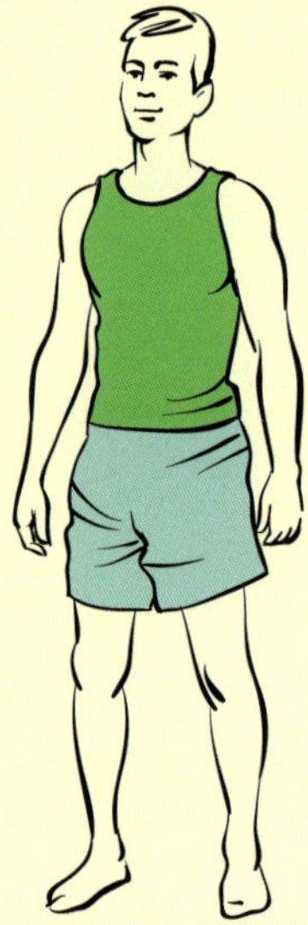

1

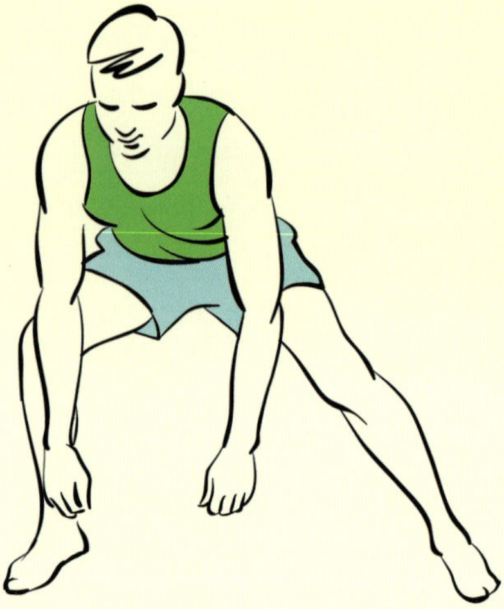

2

Beinstreckung

Kurzinfo

Kategorie: Ausdauer

Muskelgruppen: Gesäß- und Oberschenkelmuskulatur

Ausführung/Dauer: 30 Wiederholungen

Material: keines

Ausgangsposition:

- beide Beine auf dem Boden, etwa hüftbreit voneinander entfernt
- gerader Oberkörper
- Arme hängen seitlich am Körper

Ausführung:

Gehen Sie in die Hocke und strecken Sie dabei Ihren Po nach hinten. Beugen Sie den Oberkörper etwas nach vorne und strecken Sie ein Bein zur Seite. Richten Sie den Oberkörper wieder auf und verlagern Sie gleichzeitig das Körpergewicht auf das ausgestreckte Bein. Ziehen Sie das andere Bein heran. Führen Sie die Übung nun in umgekehrter Reihenfolge aus und kehren Sie so in die Ausgangsposition zurück. Wiederholen Sie die Übung mehrmals.

Variante:

- Können Sie bei dieser Übung das Gleichgewicht nicht halten, stellen Sie sich hinter einen Stuhl und umfassen zur Stabilisierung die Lehne mit beiden Händen. Ziehen Sie sich dabei aber nicht mit den Händen nach oben! Die Bewegung soll ausschließlich aus den Beinen kommen.

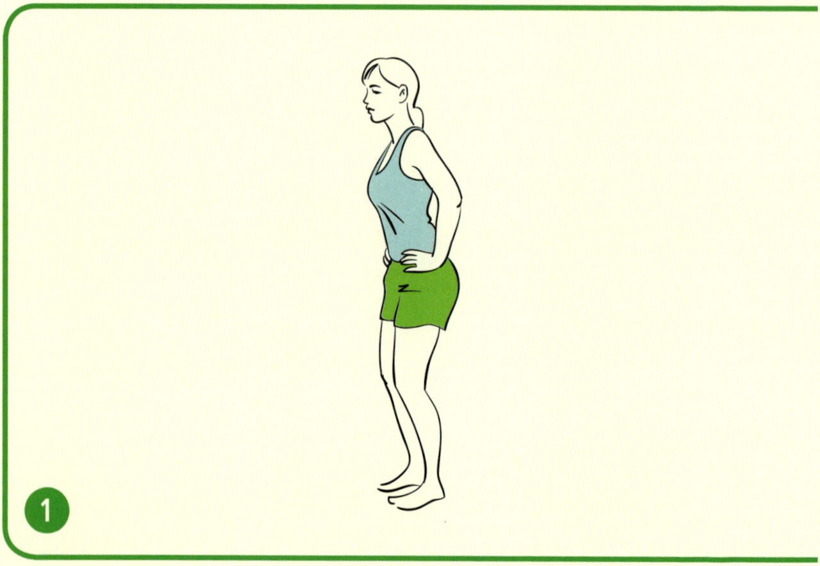
1

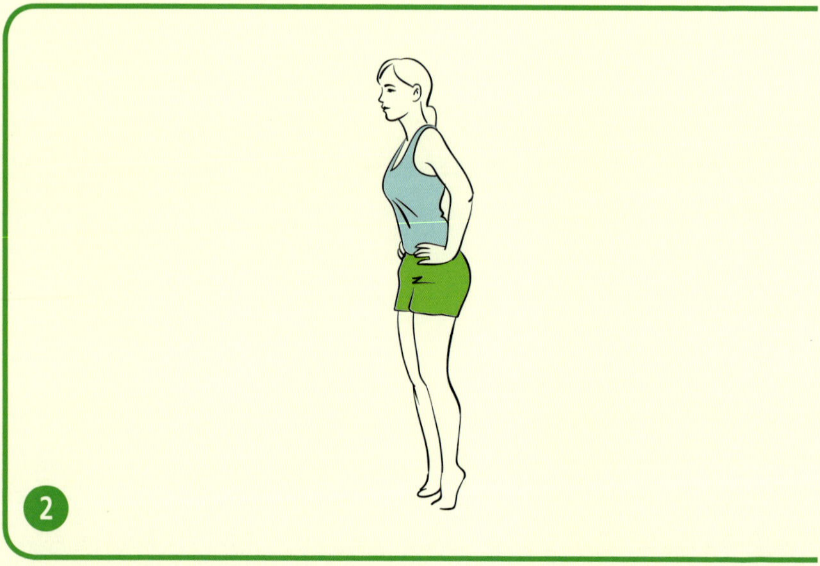
2

Auf Zehenspitzen stehen

Kurzinfo

Kategorie: Ausdauer

Muskelgruppen: Unterschenkelmuskulatur, Waden

Wiederholungen/Dauer: 15 Wiederholungen

Material: keines

Ausgangsposition:

- beide Beine auf dem Boden, etwa hüftbreit voneinander entfernt
- gerader Oberkörper
- Arme in die Hüften stemmen

Ausführung:

Heben Sie die Fersen vom Boden ab und stellen Sie sich auf die Fußspitzen. Rücken und Brustkorb bleiben aufrecht, der Blick ist nach vorn gerichtet. Bleiben Sie einige Sekunden lang stehen und kehren Sie in die Ausgangsposition zurück. Wiederholen Sie die Übung mehrmals.

Variante:

Wer Schwierigkeiten hat, das Gleichgewicht zu halten, kann sich zunächst an einem Stuhl festhalten.

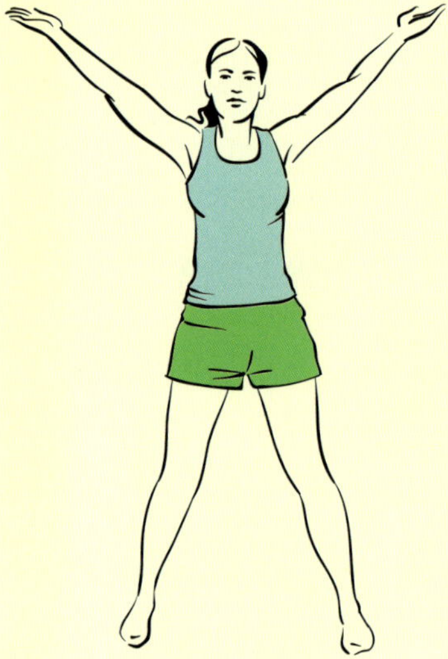

1

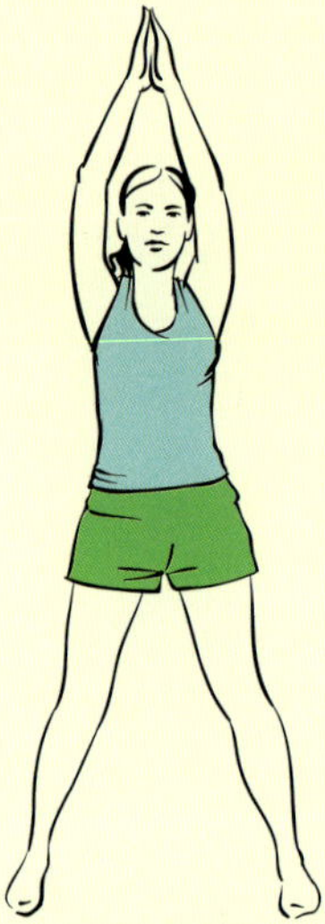

2

Hampelmann

Kurzinfo

Kategorie: Herz-Kreislauf-Training, Ausdauer

Muskelgruppen: Oberschenkel- und Wadenmuskulatur

Ausführung/Dauer: 2 Minuten

Material: keines

Ausgangsposition:

- beide Beine auf dem Boden
- Arme hängen seitlich am Körper
- gerader Oberkörper
- Knie leicht gebeugt

Ausführung:

Legen Sie die Handflächen an die Oberschenkel und stellen Sie Ihre Füße parallel auf den Boden. Springen Sie nun leicht vom Boden ab. Spreizen Sie Ihre Beine während des Sprungs und führen Sie Ihre ausgestreckten Arme über dem Kopf zusammen. Landen Sie so wieder auf dem Boden. Springen Sie nun erneut ab und führen Sie die Bewegung in umgekehrter Reihenfolge aus. Landen Sie wieder in der Ausgangsposition. Wiederholen Sie die Übung mehrmals. Achten Sie auf gleichmäßige lockere Sprünge.

Variante:

- Für ein intensiveres Training können Sie Gewichtsmanschetten anlegen und/oder das Trainingstempo sowie die Trainingsdauer erhöhen.

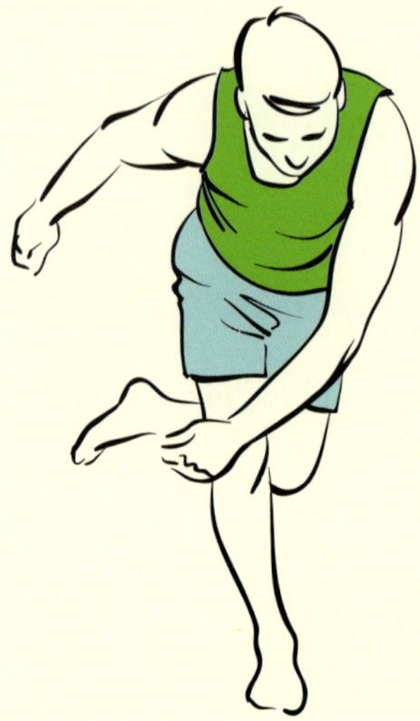

1

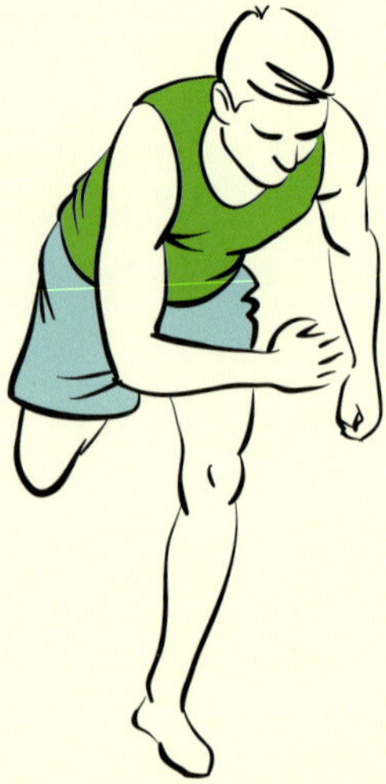

2

Seithüpfen

Kurzinfo

Kategorie: Ausdauer

Muskelgruppen: Oberschenkel- und Gesäßmuskulatur

Ausführung/Dauer: 1 Minute

Material: keines

Ausgangsposition:

- beide Beine auf dem Boden, etwa hüftbreit voneinander entfernt
- gerader Oberkörper
- Arme seitlich am Körper angewinkelt

Ausführung:

Beugen Sie Ihren Oberkörper leicht nach vorne. Winkeln Sie ein Bein nach hinten ab und nehmen Sie Ihre Arme vor den Oberkörper. Springen Sie nun von einem Bein auf das andere Bein. Nehmen Sie mit Ihren Armen den Schwung des Sprunges auf. Winkeln Sie jeweils das unbelastete Bein nach hinten an. Führen Sie die Übung mit gleichmäßigen lockeren Sprüngen aus. Wiederholen Sie die Übung mehrmals.

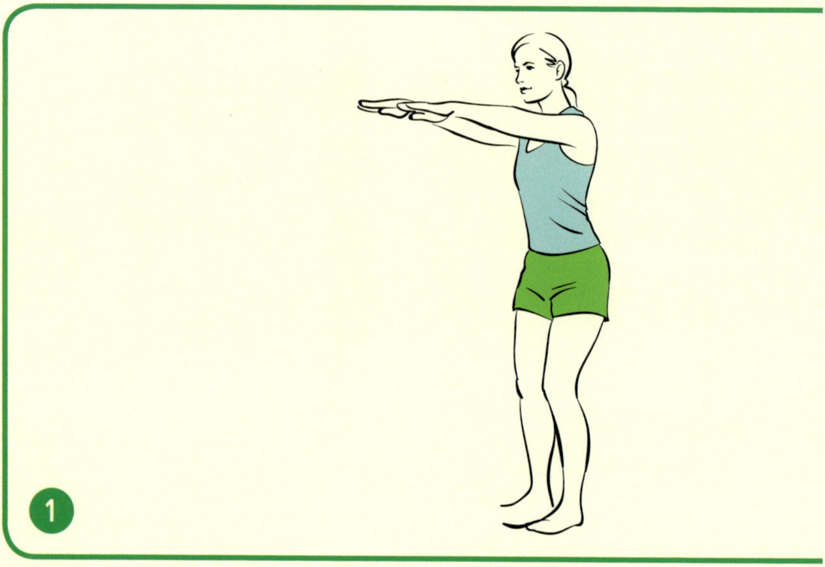
1

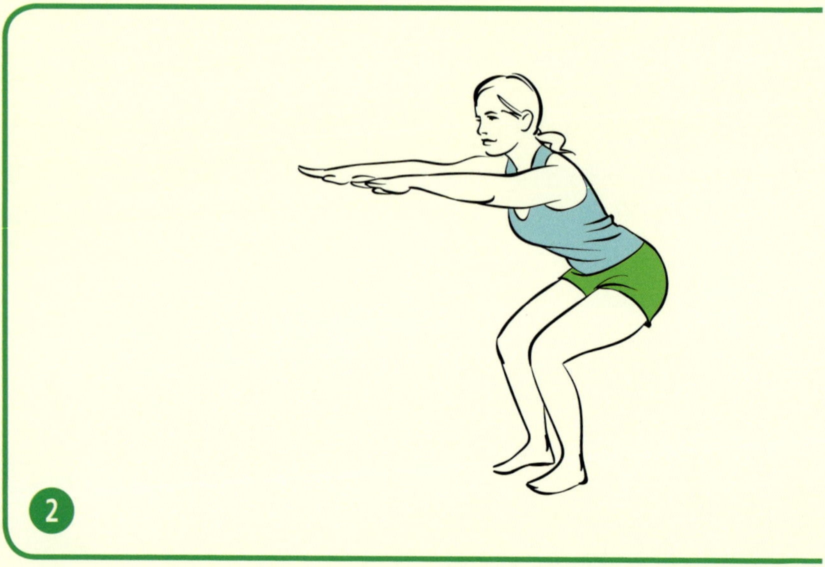
2

Kniebeuge

Kurzinfo

Kategorie: Ausdauer

Muskelgruppen: Oberschenkel- und Gesäßmuskulatur

Ausführung/Dauer: 20 Wiederholungen

Materialien: keine

Ausgangsposition:

- beide Beine auf dem Boden, etwa hüftbreit voneinander entfernt
- gerader Oberkörper
- Arme nach vorne ausgestreckt
- Knie leicht angewinkelt

Ausführung:

Beugen Sie Ihren Oberkörper leicht nach vorne. Gehen Sie nun langsam so weit in die Knie, bis Ihre Ober- und Unterschenkel einen 90-Grad-Winkel bilden. Kehren Sie in die Ausgangsposition zurück und wiederholen Sie die Übung mehrmals. Achten Sie darauf, Ihren Po nach hinten zu schieben und den Oberkörper nicht nach vorne zu verlagern.

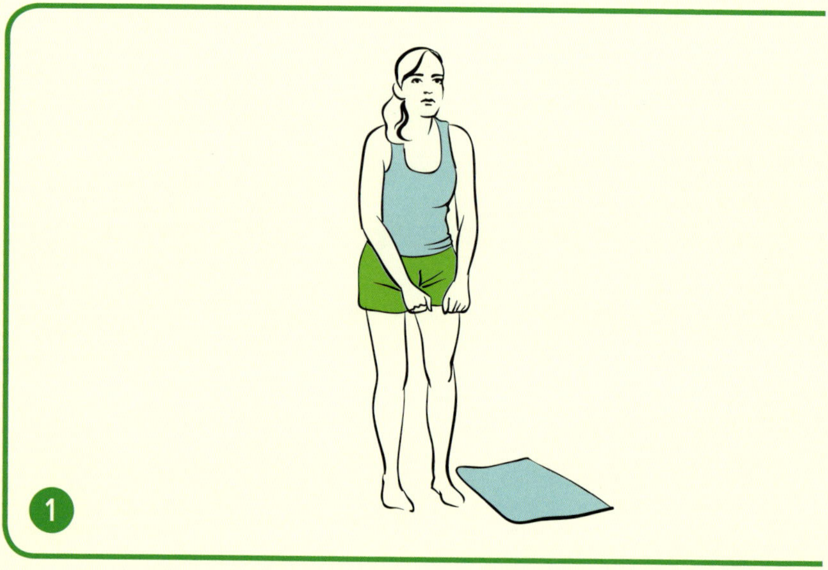

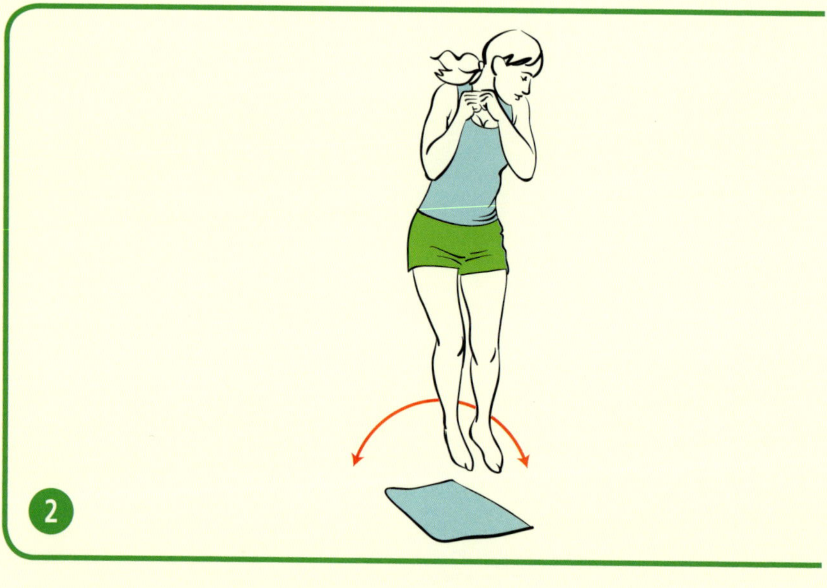

Hindernisspringen

Kurzinfo

Kategorie: Ausdauer

Muskelgruppen: Oberschenkel- und Wadenmuskulatur

Ausführung/Dauer: 1 Minute

Material: kleines Hindernis

Ausgangsposition:

- beide Beine auf dem Boden, etwa hüftbreit voneinander entfernt
- Arme hängen seitlich am Körper
- gerader Oberkörper

Ausführung:

Stellen Sie sich seitlich neben Ihr Hindernis und winkeln Sie die Knie leicht an. Springen Sie nun seitlich über das Hindernis hinweg. Nehmen Sie mit Ihren Armen den Schwung auf und springen Sie sofort wieder zurück. Wiederholen Sie die Übung mehrmals. Führen Sie die Übung in fließenden, schnellen Bewegungen aus.

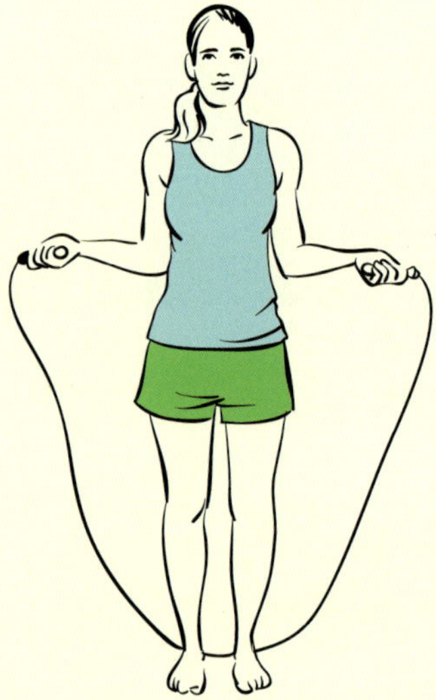

1

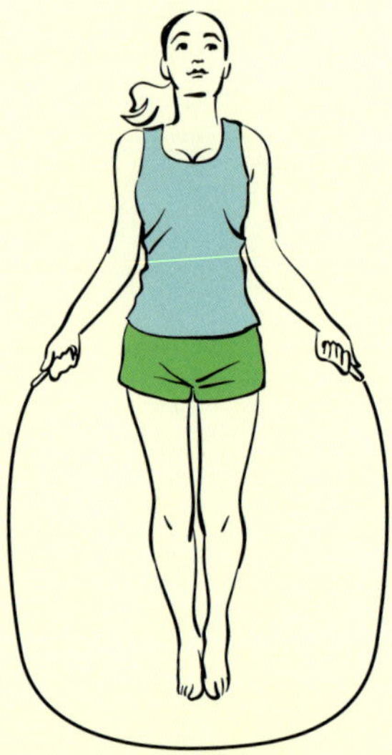

2

Seilspringen

Kurzinfo

Kategorie: Herz-Kreislauf-Training

Muskelgruppen: Gesäß-, Ober- und Unterschenkelmuskulatur

Ausführung/Dauer: 1 Minute

Material: Springseil

Ausgangsposition:

- beide Beine auf dem Boden, etwa hüftbreit voneinander entfernt
- Arme hängen seitlich am Körper
- Knie leicht gebeugt
- gerader Oberkörper

Ausführung:

Nehmen Sie das Springseil mit beiden Händen auf. Legen Sie Ihre Oberarme am Oberkörper an und winkeln Sie Ihre Unterarme seitlich an. Greifen Sie das Seil nun so, dass sich die Hände etwa auf Hüfthöhe befinden und das Seil hinter Ihren Füßen locker auf dem Boden liegt. Schwingen Sie das Seil nun über Ihren Kopf nach vorne und springen Sie dabei über das Seil hinweg. Halten Sie Ihre Oberarme dabei immer nah am Körper. Führen Sie die Übung in gleichmäßigen lockeren Sprüngen aus. Wiederholen Sie die Übung mehrmals.

Variante:

- Schwieriger wird die Übung, wenn Sie die Sprünge auf einem Bein oder rückwärts ausführen.

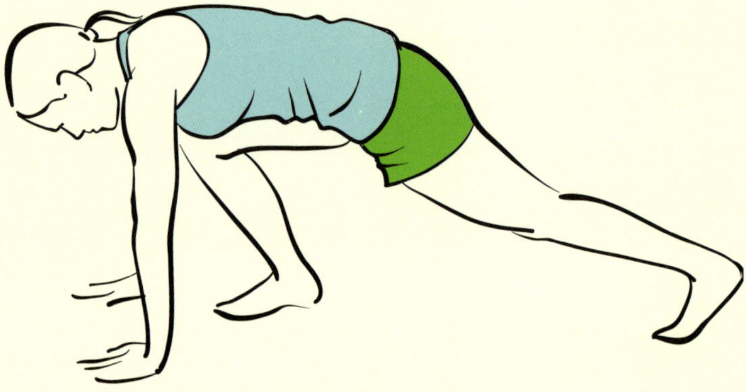

1

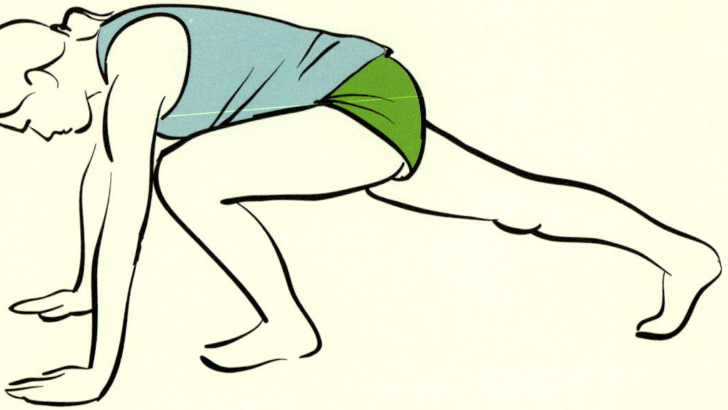

2

Wechselschritt

Kurzinfo

Kategorie: Herz-Kreislauf-Training

Muskelgruppen: Bauch-, Gesäß- und Oberschenkelmuskulatur

Ausführung/Dauer: 1 Minute

Material: evtl. Gymnastikmatte

Ausgangsposition:

- auf dem Boden knien
- Beine etwa hüftbreit voneinander entfernt
- Hände und Arme auf Schulterhöhe auf dem Boden abstützen
- gerader Oberkörper

Ausführung:

Heben Sie die Knie vom Boden und stützen Sie sich nur noch mit den Zehenspitzen am Boden ab (Liegestütz). Achten Sie darauf, dass die Wirbelsäule eine gerade Linie bildet und nicht ins Hohlkreuz geht. Springen Sie nun mit beiden Beinen leicht vom Boden ab. Ziehen Sie in der Sprungbewegung ein Bein an den Oberkörper heran und lassen Sie das andere Bein ausgestreckt. Springen Sie nun erneut ein wenig hoch und wechseln Sie im Sprung die Position der Beine. Achten Sie darauf, dass Ihr Rücken dabei gerade bleibt. Führen Sie die Übung in gleichmäßigen lockeren Sprüngen aus.

Stretching & Entspannung

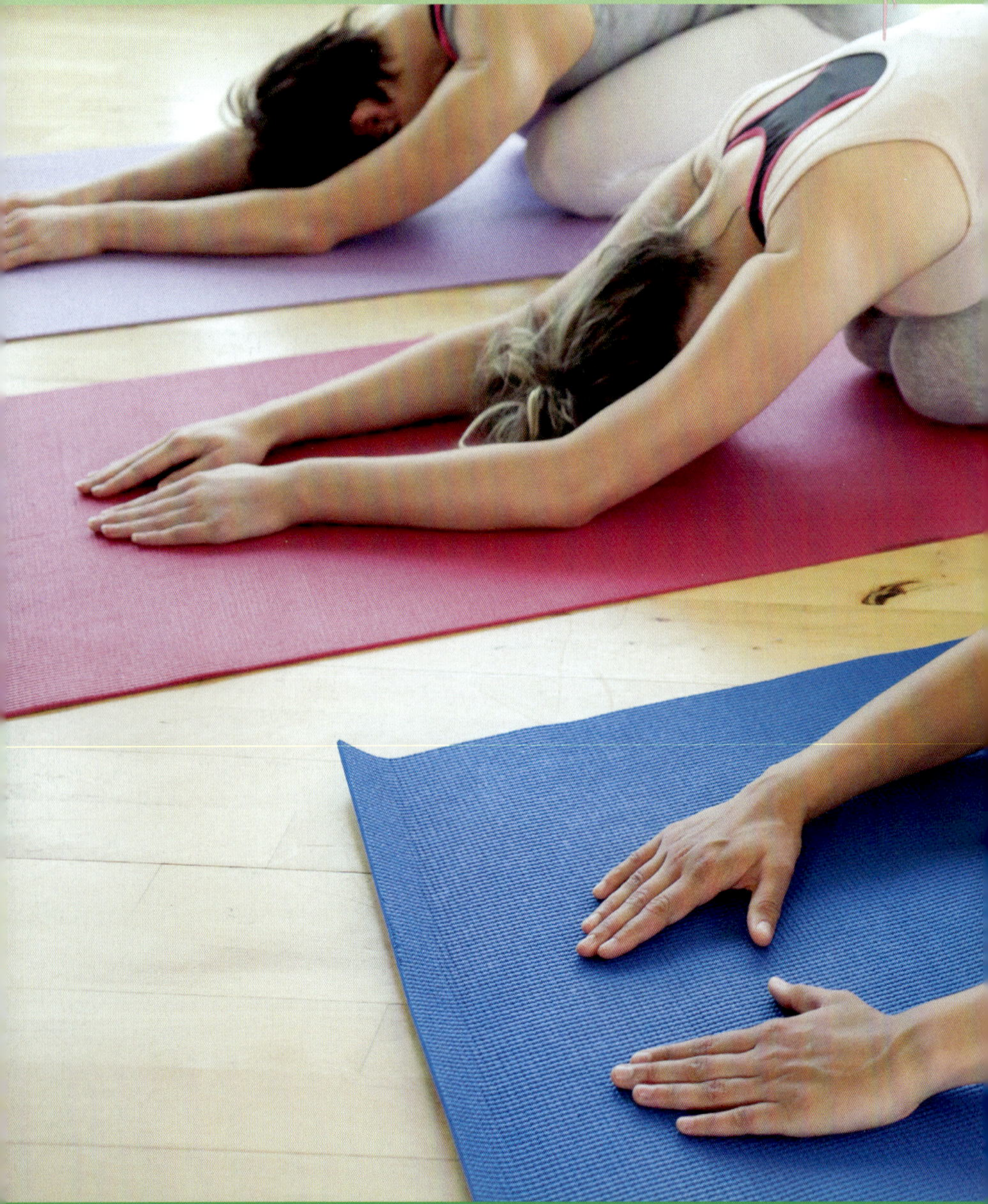

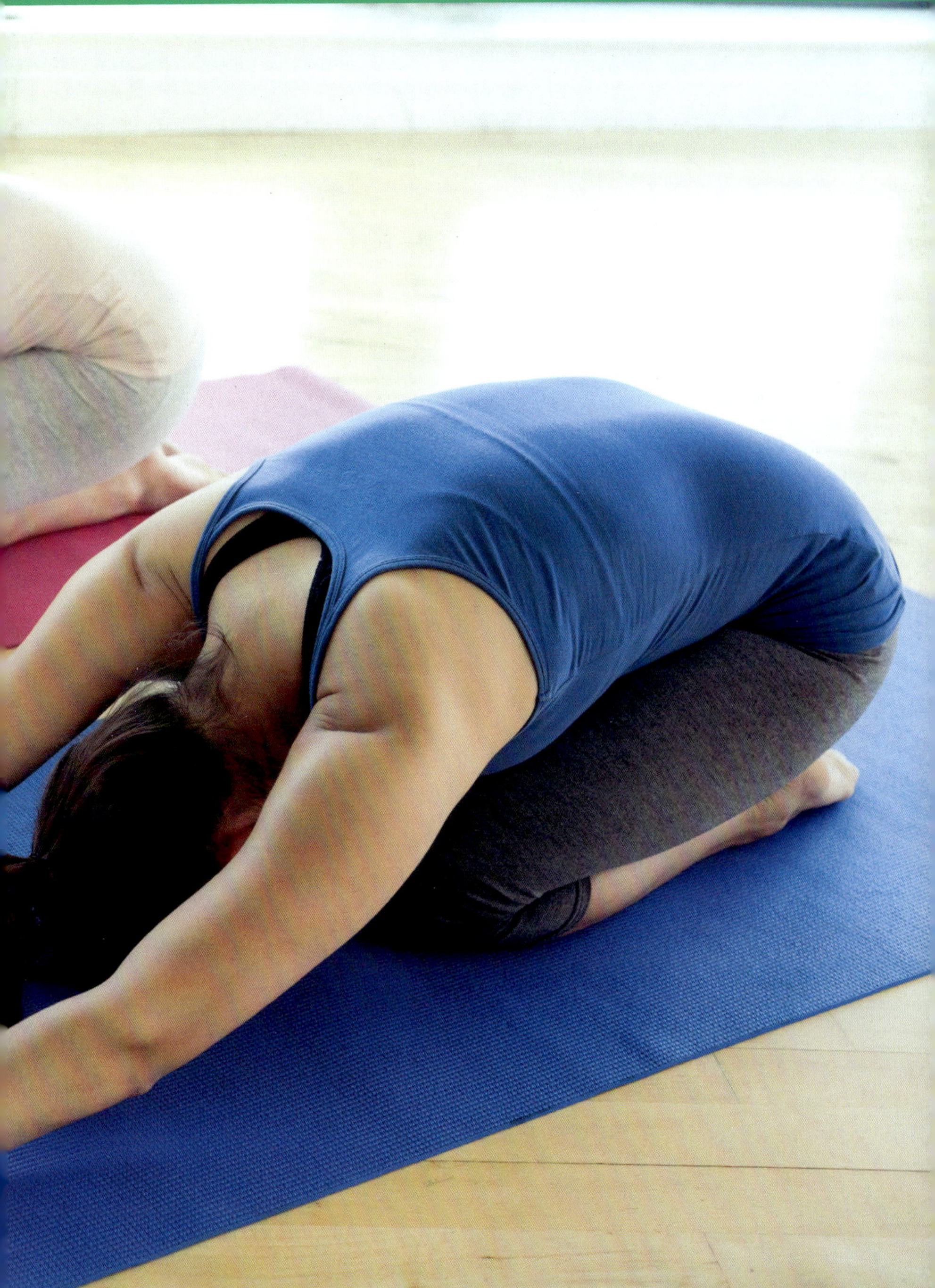

Herabschauender Hund

Kurzinfo

Kategorie: Stretching

Muskelgruppen: Schulter- und Brustmuskulatur, untere Rückenmuskulatur, Oberschenkel- und Unterschenkelmuskulatur

Ausführung/Dauer: 30 Sekunden

Material: evtl. Gymnastikmatte

Ausgangsposition:

- auf dem Boden knien
- Beine fußbreit voneinander entfernt
- Hände und Arme auf Schulterhöhe auf dem Boden abstützen

Ausführung:

Setzen Sie die Fußballen auf dem Boden auf und heben Sie die Fersen. Nun strecken Sie die Arme und Beine aus dieser Position nach oben durch. Schieben Sie das Becken hoch, sodass es den höchsten Punkt des Körpers bildet. Ihr Körper bildet jetzt ein umgedrehtes V. Der Rücken ist gerade und der Kopf bildet die Verlängerung der Wirbelsäule. Halten Sie die Position ein wenig und kehren Sie dann in die Ausgangsposition zurück. Wiederholen Sie die Übung mehrmals.

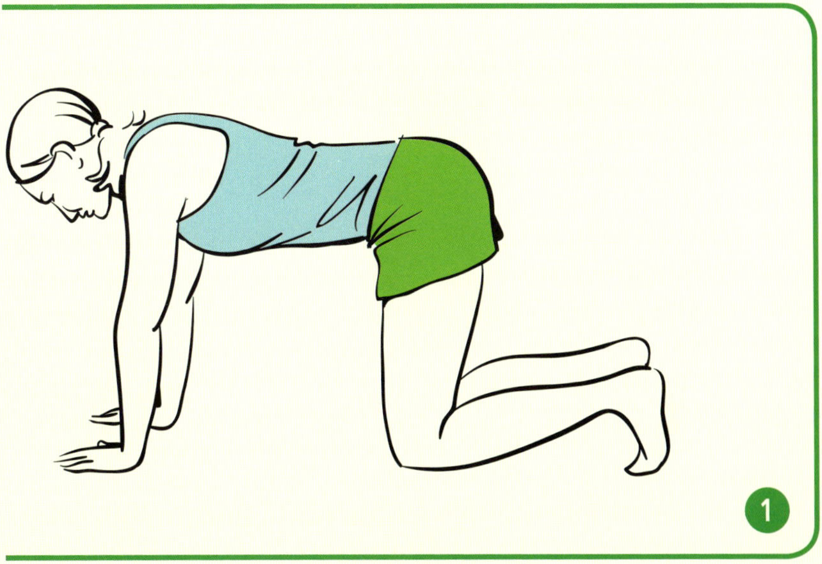
1

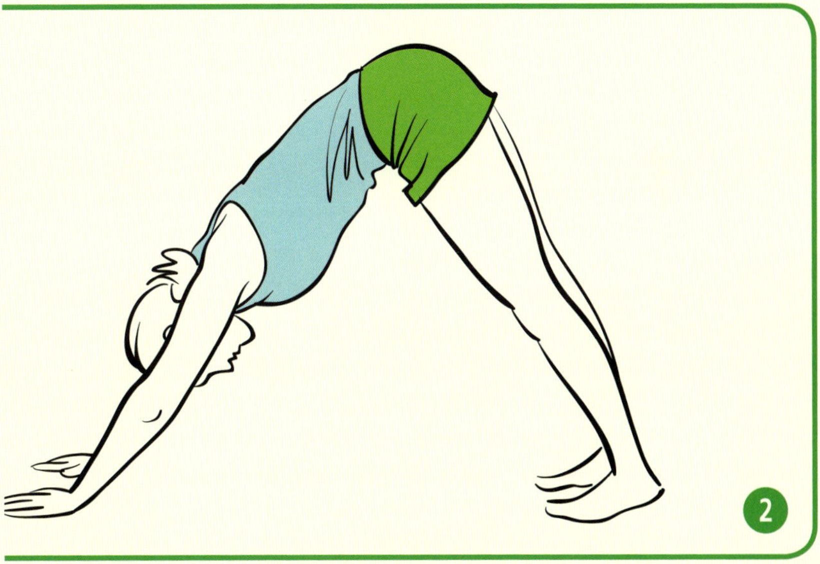
2

Seitliche Dehnung

Kurzinfo

Kategorie: Stretching

Muskelgruppen: seitliche Bauchmuskulatur, Rückenmuskulatur

Ausführung/Dauer: 20 Sekunden

Material: keines

Ausgangsposition:

- beide Beine auf dem Boden, etwa hüftbreit voneinander entfernt
- gerader Oberkörper
- Arme hängen seitlich am Körper
- Knie leicht gebeugt

Ausführung:

Strecken Sie Ihre Arme nach oben und fassen Sie sich an beiden Händen. Beugen Sie Ihren Oberkörper nun langsam zur Seite. Beachten Sie, dass die Bewegung nur aus der Hüfte kommt, bewegen Sie Ihren Oberkörper nicht nach vorne oder nach hinten. Halten Sie die Spannung ein wenig und bringen Sie Ihren Oberkörper langsam wieder in die Ausgangsposition zurück. Wechseln Sie anschließend die Seite.

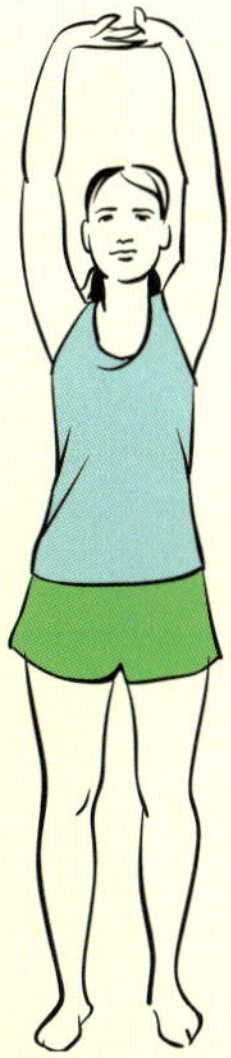

1

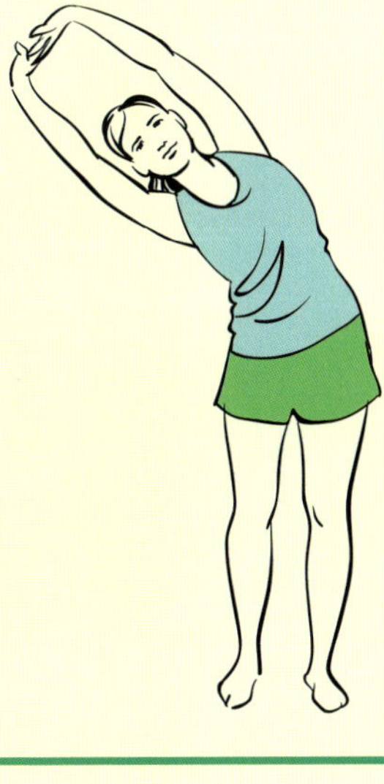

2

Schultern hochziehen

Kurzinfo

Kategorie: Stretching

Muskelgruppen: Nackenmuskulatur

Ausführung/Dauer: 6 Wiederholungen

Material: Sitzgelegenheit

Ausgangsposition:

- auf einem Stuhl sitzen
- beide Beine auf dem Boden
- Arme hängen seitlich am Körper

Ausführung:

Sitzen Sie auf einem Stuhl. Ober- und Unterschenkel bilden einen rechten Winkel, die Füße stehen fest am Boden, die Arme hängen nach unten. Ziehen Sie nun die Schultern, während Sie tief einatmen, so weit es geht nach oben. Der Rücken bleibt dabei gerade, die Schultern sind möglichst entspannt. Atem kurz anhalten und beim Ausatmen die Schultern bewusst nach unten in Richtung Boden ziehen. Übung mehrmals wiederholen und die Seite wechseln.

Variante:

- Wer einen Ausgleich zum langen Sitzen schaffen will, kann die Übung auch im Stehen durchführen. Die Übung streckt die Halswirbelsäule, lockert die Schultern und hilft gegen Verspannungen im Bereich der Schultern.

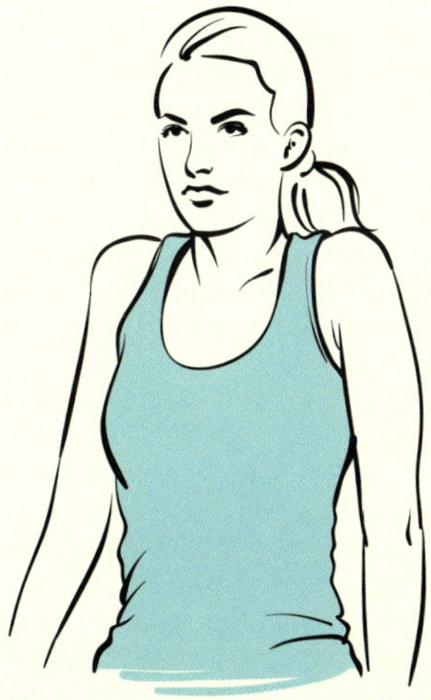

1

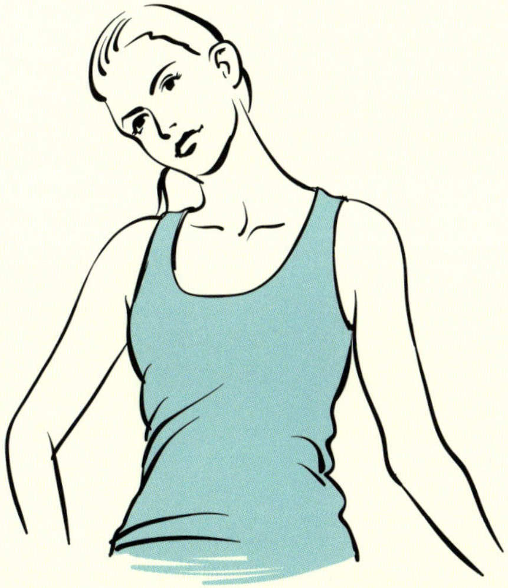

2

Schulterdehnung

Kurzinfo

Kategorie: Stretching

Muskelgruppen: Schultermuskulatur

Ausführung/Dauer: 25 Sekunden

Material: keines

Ausgangsposition:

- beide Beine auf dem Boden, etwa hüftbreit voneinander entfernt
- gerader Oberkörper
- Arme hängen seitlich am Körper

Ausführung:

Nehmen Sie den rechten Arm auf Schulterhöhe waagerecht vor den Körper. Die Fingerspitzen zeigen dabei nach links, der Daumen nach oben. Der linke Arm fixiert unter der Schulter den rechten Arm vor dem Körper und drückt diesen vorsichtig und mit ansteigender Kraft zum Körper. Drehen Sie Ihren Kopf gleichzeitig zur rechten Schulter. Halten Sie die Dehnung 20 bis 25 Sekunden. Wiederholen Sie die Übung mehrmals und wechseln Sie dann die Seite.

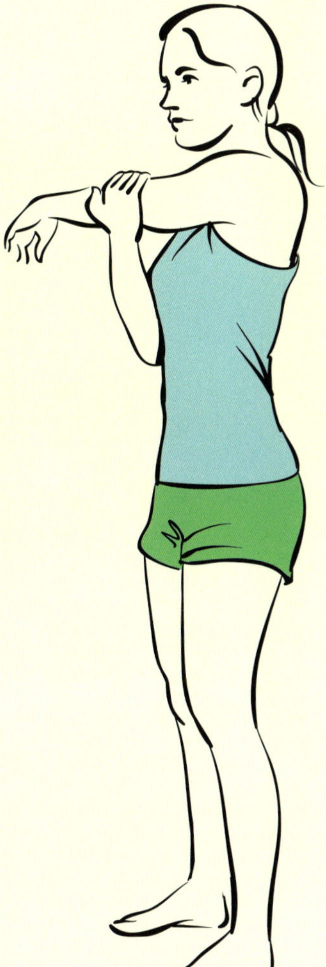

1

Knie anziehen

Kurzinfo

Kategorie: Stretching

Muskelgruppen: Oberschenkel- und Hüftmuskulatur

Ausführung/Dauer: 20 Sekunden

Material: Sitzgelegenheit

Ausgangsposition:

- auf einen Stuhl setzen
- beide Beine auf dem Boden, etwa fußbreit voneinander entfernt
- Arme hängen seitlich am Körper

Ausführung:

Ziehen Sie das linke Bein an, umgreifen Sie es mit beiden Händen und ziehen Sie es so weit es geht zum Körper. Drücken Sie nun das Bein gegen den Widerstand der Hände nach vorn, bis Sie die Dehnung im unteren Rückenbereich spüren. Halten Sie die Dehnung etwa 20 Sekunden lang. Dann setzen Sie das Bein wieder ab und führen die Übung auf der anderen Seite durch. Wiederholen Sie die Übung auf beiden Seiten mehrmals.

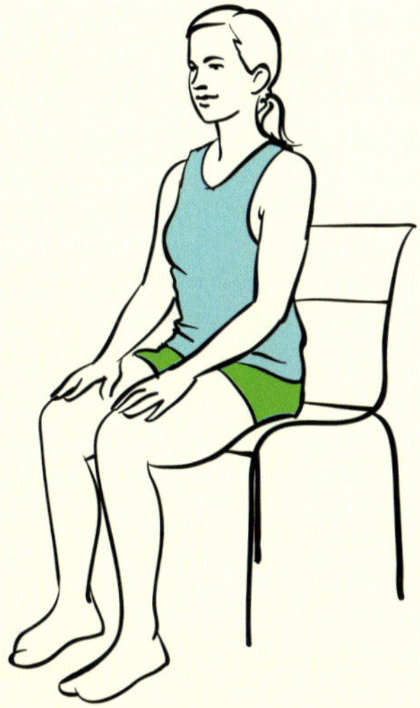

1

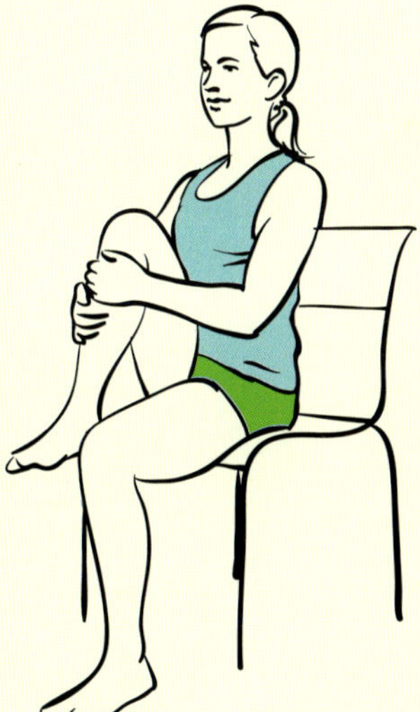

2

Brust raus

Kurzinfo

Kategorie: Stretching

Muskelgruppen: Schulter- und Nackenmuskulatur

Ausführung/Dauer: 15 Sekunden

Material: evtl. Gymnastikmatte

Ausgangsposition:

- auf den Boden setzen
- Beine nach vorne ausgestreckt
- Arme seitlich am Oberkörper angewinkelt
- gerader Oberkörper

Ausführung:

Strecken Sie den Brustkorb nach vorn oben heraus und ziehen Sie die Schultern so weit wie möglich nach hinten. Der Kopf bleibt dabei gerade. Halten Sie die Spannung ca. 10 Sekunden und lösen Sie sie wieder. Wiederholen Sie die Übung mehrmals.

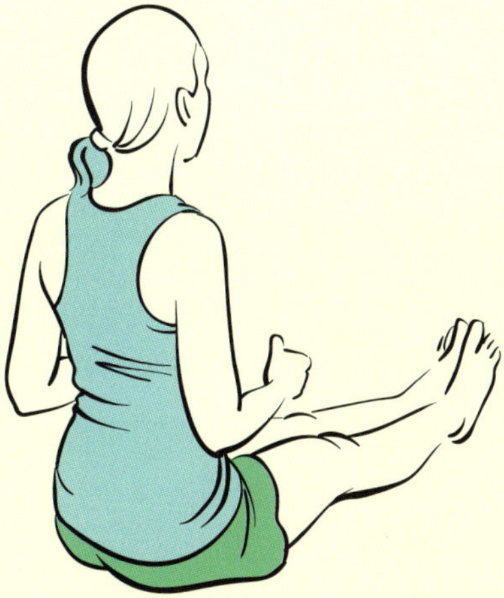

1

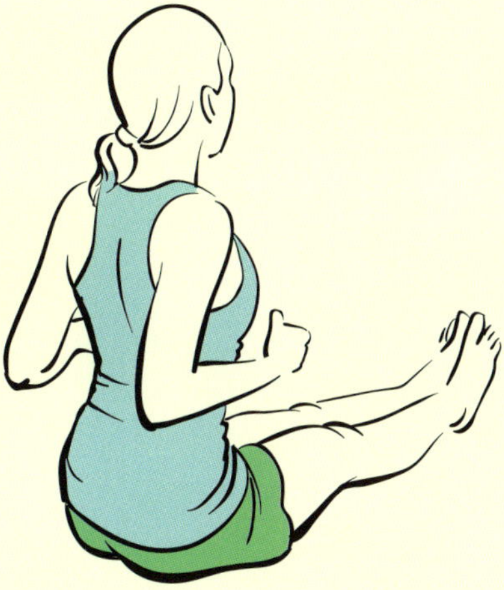

2

Beindehnung

Kurzinfo

Kategorie: Stretching

Muskelgruppen: Oberschenkelmuskulatur

Ausführung/Dauer: 20 Sekunden

Material: evtl. Gymnastikmatte

Ausgangsposition:

- mit dem Rücken flach auf den Boden legen
- Beine gerade ausgestreckt
- Arme liegen seitlich am Körper

Ausführung:

Heben Sie ein Bein hoch und winkeln Sie das Knie etwas an. Fassen Sie die Wade mit beiden Händen und ziehen Sie das Bein zum Oberkörper. Achten Sie darauf, dass Ihr Rücken dabei gerade auf dem Boden liegen bleibt. Halten Sie die Spannung ein wenig und führen Sie das Bein anschließend wieder in die Ausgangsposition zurück. Wiederholen Sie die Übung und wechseln Sie dann die Seite.

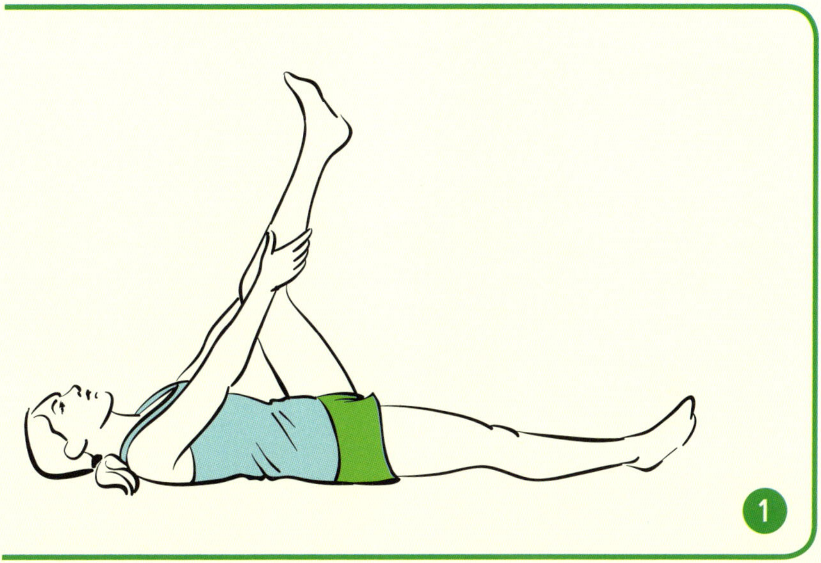
1

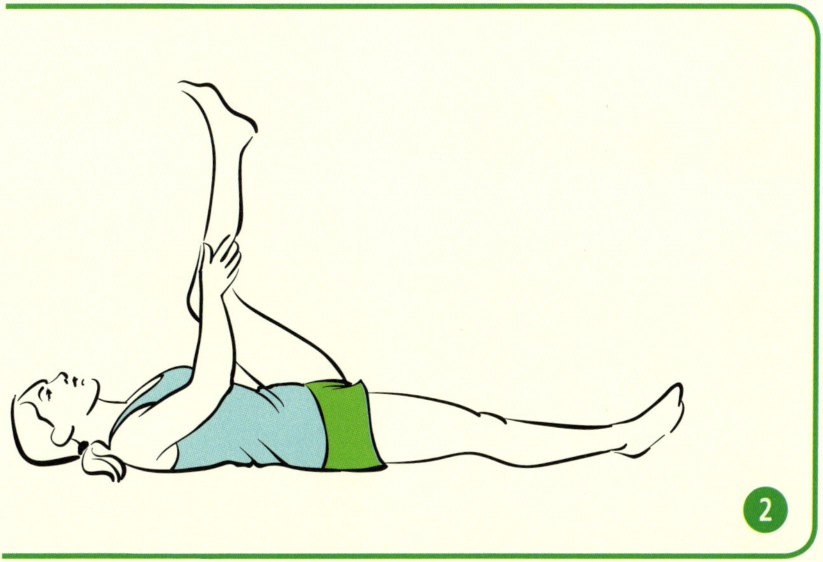
2

Das Krokodil

Kurzinfo

Kategorie Entspannung

Muskelgruppen: untere Rückenmuskulatur, Schulter-, Brust- und Nackenmuskulatur

Ausführung/Dauer: 20 Sekunden

Material: evtl. Gymnastikmatte

Ausgangsposition:

- seitlich auf den Boden legen
- Beine angewinkelt
- Arme nach vorne ausgestreckt

Ausführung:

Drehen Sie Ihren Oberkörper und Kopf langsam zur anderen Seite und nehmen Sie den oberen Arm bei dieser Bewegung mit. Legen Sie den Arm auf der anderen Seite auf dem Boden ab, sodass die beiden Arme eine Linie bilden. Heben Sie dabei Ihre Knie nicht vom Boden ab. Halten Sie die Spannung ein wenig und führen Sie die Übung anschließend zur anderen Seite aus. Wiederholen Sie die Übung mehrmals.

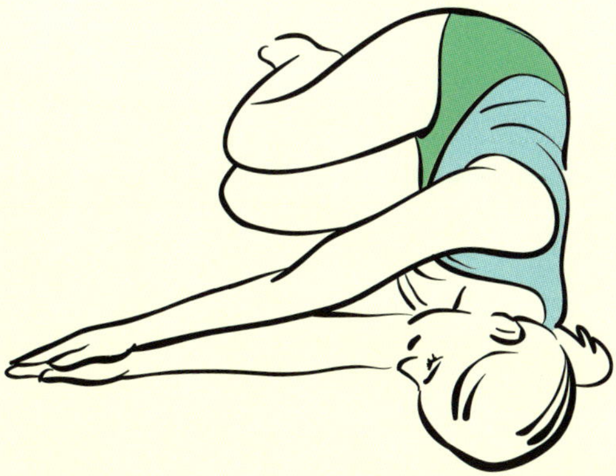

1

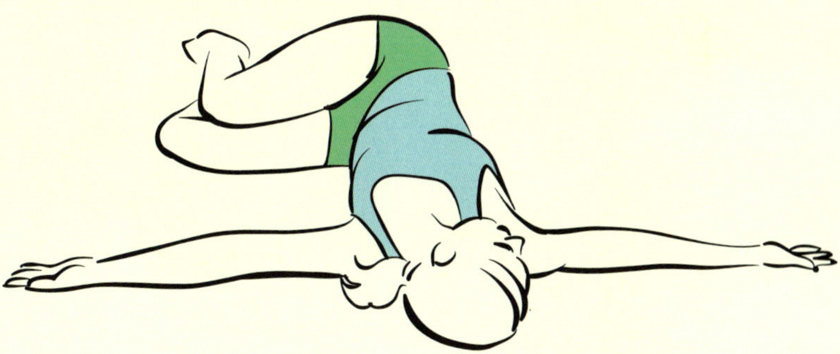

2

Brustmuskeldehnung

Kurzinfo

Kategorie: Stretching

Muskelgruppen: Brustmuskulatur

Ausführung/Dauer: 20 Sekunden

Material: keines

Ausgangsposition:

- beide Beine auf dem Boden, etwa hüftbreit voneinander entfernt
- gerader Oberkörper
- Knie leicht gebeugt
- Arme hängen seitlich vom Körper

Ausführung:

Greifen Sie Ihre beiden Hände hinter dem Rücken und ziehen Sie die ausgestreckten Arme möglichst weit nach oben. Beugen Sie den Oberkörper dabei ein wenig nach vorne. Halten Sie die Spannung ein wenig und wiederholen Sie die Übung mehrmals.

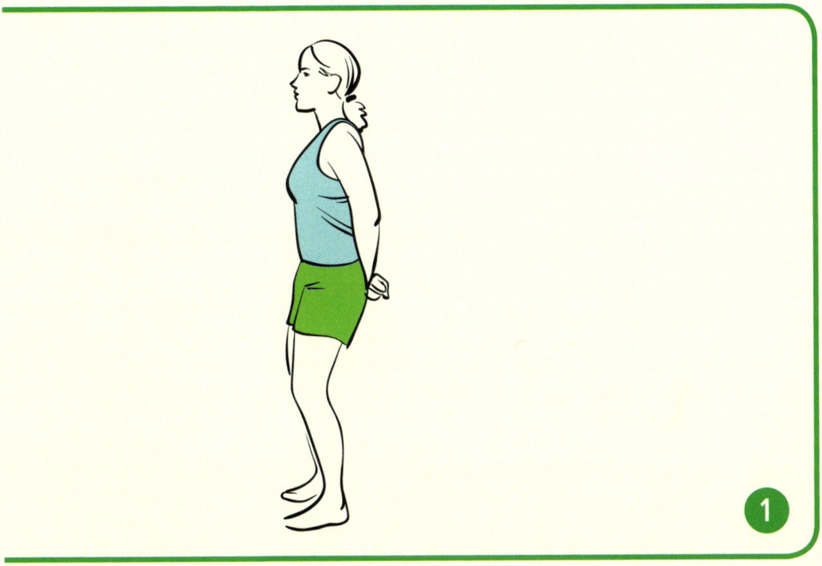

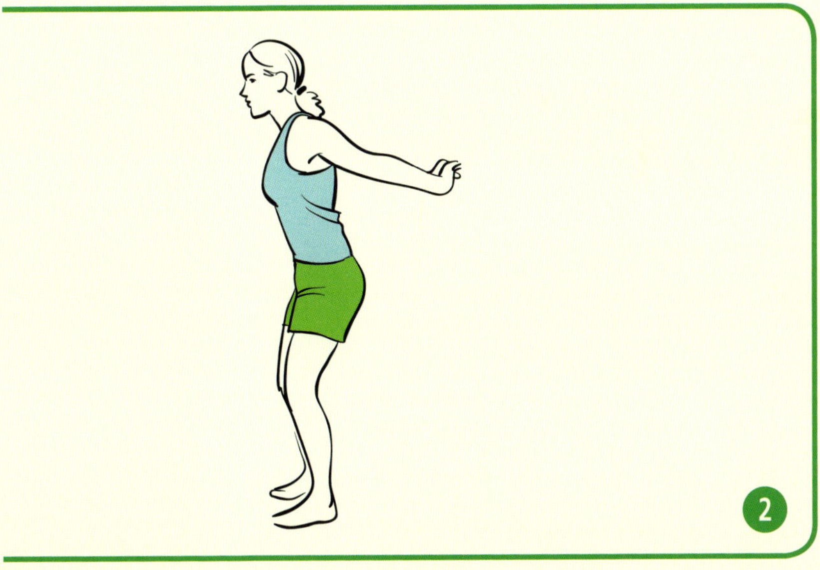

Register

Register A-Z

Register nach Körperregionen

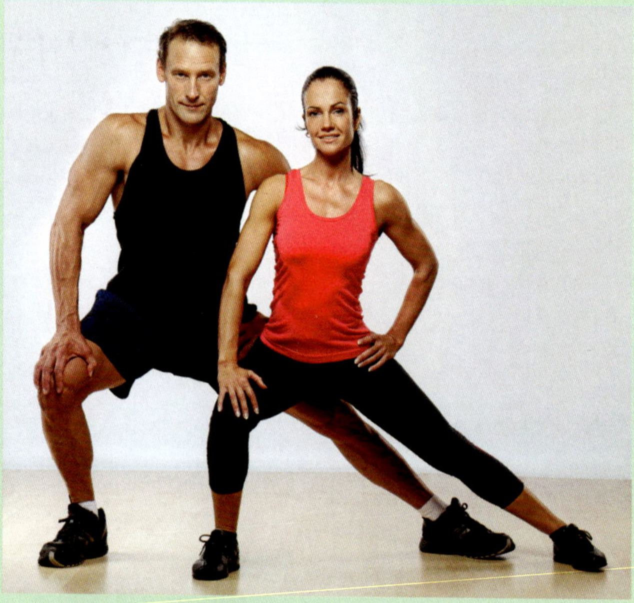

Impressum

Erfahren Sie mehr!

www.garant-verlag.de
ISBN 978-3-7359-1108-7

Komplettproducing: twinbooks, München
Texte: Birgit Adam, Susanne Boes, Melanie Goldmann, Ulrike Schilling, Annerose Sieck für twinbooks, München
Alle Abbildungen © Fotolia.com, mit Ausnahme der Seiten 4, 24, 42, 68, 90, 118, 132, 152, 174 © Shutterstock Images; Illustrationen Vitaly Haak/ Viper Design